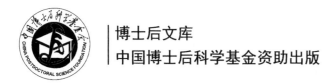

博士后文库

中国博士后科学基金资助出版

肝肺综合征微创介入诊疗

编著　赵　赫

主审　李　肖

U0303036

科学出版社

北　京

内 容 简 介

本书详细介绍了肝肺综合征的由来、发病机制、临床表现、诊断、治疗及领域内主要研究者的科研进展，并讲述了著者及所在研究团队近十年在肝肺综合征研究工作中所取得的成果，包括对肝肺综合征诊断方法的改进及新型微创介入治疗的疗效评估。本书的出版为读者了解和掌握肝肺综合征的特征提供了丰富的资料，有助于提升相关医务人员对肝肺综合征的认识，促进其诊治方法的推广和普及，为肝肺综合征患者提供更好的医疗服务。

本书可供肝肺综合征相关诊疗和科研人员参考阅读。

图书在版编目（CIP）数据

肝肺综合征微创介入诊疗 / 赵赫编著. —北京：科学出版社，2024.6
（博士后文库）
ISBN 978-7-03-078593-0

Ⅰ. ①肝… Ⅱ. ①赵… Ⅲ. ①肝疾病-综合征-显微外科手术-介入性治疗 ②肺疾病-综合征-显微外科手术-介入性治疗 Ⅳ. ①R657.3 ②R655.3

中国国家版本馆 CIP 数据核字（2024）第 106198 号

责任编辑：丁慧颖 / 责任校对：张小霞
责任印制：肖 兴 / 封面设计：陈 敬

科 学 出 版 社 出版
北京东黄城根北街 16 号
邮政编码：100717
http://www.sciencep.com

北京九州迅驰传媒文化有限公司印刷
科学出版社发行 各地新华书店经销
*
2024 年 6 月第 一 版 开本：720×1000 1/16
2025 年 1 月第二次印刷 印张：11 1/4
字数：220 000
定价：88.00 元
（如有印装质量问题，我社负责调换）

"博士后文库"序言

1985 年，在李政道先生的倡议和邓小平同志的亲自关怀下，我国建立了博士后制度，同时设立了博士后科学基金。30 多年来，在党和国家的高度重视下，在社会各方面的关心和支持下，博士后制度为我国培养了一大批青年高层次创新人才。在这一过程中，博士后科学基金发挥了不可替代的独特作用。

博士后科学基金是中国特色博士后制度的重要组成部分，专门用于资助博士后研究人员开展创新探索。博士后科学基金的资助，对正处于独立科研生涯起步阶段的博士后研究人员来说，适逢其时，有利于培养他们独立的科研人格、在选题方面的竞争意识以及负责的精神，是他们独立从事科研工作的"第一桶金"。尽管博士后科学基金资助金额不大，但对博士后青年创新人才的培养和激励作用不可估量。四两拨千斤，博士后科学基金有效地推动了博士后研究人员迅速成长为高水平的研究人才，"小基金发挥了大作用"。

在博士后科学基金的资助下，博士后研究人员的优秀学术成果不断涌现。2013年，为提高博士后科学基金的资助效益，中国博士后科学基金会联合科学出版社开展了博士后优秀学术专著出版资助工作，通过专家评审遴选出优秀的博士后学术著作，收入"博士后文库"，由博士后科学基金资助、科学出版社出版。我们希望，借此打造专属于博士后学术创新的旗舰图书品牌，激励博士后研究人员潜心科研，扎实治学，提升博士后优秀学术成果的社会影响力。

2015 年，国务院办公厅印发了《关于改革完善博士后制度的意见》（国办发〔2015〕87 号），将"实施自然科学、人文社会科学优秀博士后论著出版支持计划"作为"十三五"期间博士后工作的重要内容和提升博士后研究人员培养质量的重要手段，这更加凸显了出版资助工作的意义。我相信，我们提供的这个出版资助平台将对博士后研究人员激发创新智慧、凝聚创新力量发挥独特的作用，促使博士后研究人员的创新成果更好地服务于创新驱动发展战略和创新型国家的建设。

　　祝愿广大博士后研究人员在博士后科学基金的资助下早日成长为栋梁之才，为实现中华民族伟大复兴的中国梦做出更大的贡献。

中国博士后科学基金会理事长

序　言

　　肝肺综合征是临床中常见但容易被忽略的一种综合征,其属于交叉学科范畴。对于以呼吸困难等症状为主要表现的患者常首先就诊于呼吸科,而呼吸系统的诊断常可发现患者存在肝脏结构或功能异常,通过进一步检查常可发现患者合并慢性肝病;而对于以慢性肝病就诊的患者而言,其杵状指、发绀等症状常不易被发觉,而其症状的发现也不易联想到肝肺综合征。另外,由于肝肺综合征的诊断和治疗方式较为有限和特殊,在不具备多学科诊疗条件的医院常难以得到妥当的诊断和治疗。

　　目前肝肺综合征的诊断方法普及度不高,在治疗过程中尚缺乏对其足够的重视。肝肺综合征的诊断依赖增强超声心动图的开展,虽然目前开展增强超声心动图的单位较多,但是大部分医疗机构仍缺乏诊断肝肺综合征的相关经验,尤其在判别是否存在肺内血管扩张方面缺乏足够的经验。此外,根据国际指南肝肺综合征的诊断可以给需要行肝移植的肝病患者提供更为优先的肝移植排序,目前国内这方面的工作在艰难开展。作为国内开展肝肺综合征诊治较早的团队之一,我们能够切实感受到一个交叉学科疾病在诊治过程中所面临的困惑与挑战。

　　著者所在研究团队通过长期的临床研究积累,首次在门静脉高压合并肝肺综合征的患者中开展了前瞻性诊断性研究,提出使用肺动脉造影中肺通过时间诊断肝肺综合征的新方法;并通过前瞻性队列研究比较了经颈静脉肝内门体分流术(TIPS)前后患者氧合功能,发现 TIPS 可显著改善肝肺综合征患者的氧合功能;此外,为提升 ^{99m}Tc-MAA 肺灌注扫描的诊断效能,著者所在研究团队首次提出采用全身分流比可大幅提升肝肺综合征的诊断效能。

　　在中国博士后科学基金会、中国医学科学院肿瘤医院和四川大学华西医院的支持下,著者代表所在研究团队将多年成果进行总结并编写成书。该书作为一本针对肝肺综合征的中文专著,全面介绍了肝肺综合征的诊断、病因机制、临床表现及治疗策略，并介绍了著者所在研究团队及全球本领域内主要研究者在肝肺综合征研究工作中取得的成果。衷心希望该书的出版能为从事相关专业的临床一线医生和科研同仁提供助力，以造福广大的肝肺综合征患者！

中国医学科学院肿瘤医院

目　　录

1 肝肺综合征概述

1.1 肝肺综合征的发现与历史发展

肝肺综合征是一种较为古老的疾病，相关的报道最早可以追溯到 19 世纪。1884 年，德国科学家 Fluckiger 首次发现了慢性肝病、发绀和杵状指之间存在某种关联，他在"没有肺部或心脏慢性变化的杵状指的出现"一文中描述了一位 37 岁的患者由梅毒引起肝硬化，该患者未合并心肺功能等障碍；在随后的几年中，该患者逐步出现了发绀、杵状指等症状，以上症状的出现表明该患者在肝硬化的过程中出现了一定程度的全身缺氧表现[1]。此后 Gilbert、Chiray 和 Grenet 等进一步证实了在肝硬化患者中存在发绀和指末端扩张的现象，然而由于缺乏专用的血氧测定设备，此现象的深层原因并未得到进一步阐明[2, 3]。

1924 年，Van Slyke 和 Neill 提出了一种用于血液中气体含量测定的方法，该方法可以用于测定动脉血和静脉血中氧气和二氧化碳，这种方法被称为"真空抽提与测压"（vacuum extraction and manometric measurement）或"真空测压"（vacuum manometry）。该测量方法的提出基于以下实验：收集人体血液样品，将一定量的血液样品与饱和的气体混合；将混合后的样品经过气密导入系统注入一个装有真空管的气密装置中；在真空管的底部有一个玻璃球，它被浸泡在一盘水中，以防止氧气泄漏；用手动泵或自动泵使真空管内产生真空，并通过大气压力将血液样品中的气体吸入并提取进入真空管中；用玻璃球移动器调整玻璃球的高度，使血液样品中的气体填满真空管；用高精度的压力计测量真空管中气体的压力。通常采用封闭的水银压力计，可以测量非常小的压力变化；通过比较真空管内的气体压力和已知气体压力（即饱和气体的压力），可以计算出血液样品中各种气体（如氧气和二氧化碳）的含量[4]。1927 年，Van Slyke 进一步使用了改进的氧气吸收混合物进行血氧检测的方法，该方法可靠性高且操作简单，被广泛用于临床医学和生理学领域，特别是在测量动脉血氧饱和度方面，随后该技术被快速地在医学领域推广普及。

随着上述血氧测定技术的成熟，1935 年 Albert 利用该技术（图 1-1），首次明确了肝硬化患者存在的低氧血症，他在 3 例患有肝病并伴有血红蛋白降低的患者及其他 20 例肝硬化患者中观察到：肝硬化患者存在呼吸困难、易疲劳和体力活动能力降低，在部分慢性肝病患者中可发现存在低氧血症的表现。有研究认为，这种表现的原因在于患者个体存在肺部动静脉瘘，但 Albert 认为肝硬化导致肺血管阻力升高，从而降低了肺部氧气的扩散能力；此外，肝硬化还会导致肝脏功能减退，使得肝脏不能有效地清除血液中的毒素和废物，从而进一步损害了组织和器官的氧供应。综上所述，Albert 的研究表明肝硬化可以引起低氧血症，并对肝硬化患者的生理功能造成影响[5]。在随后的几十年里，大量的研究印证了肝硬化与动脉血氧饱和度的降低有某种相关性。

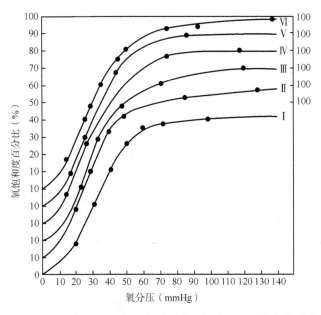

图 1-1　1935 年 Albert 发现各种肝病的氧合血红蛋白解离曲线

（Ⅰ）梅毒性肝硬化合并贫血的患者；（Ⅱ）门静脉性肝硬化患者；（Ⅲ）门静脉性肝硬化合并红细胞增多症的患者；

（Ⅳ）胆管炎合并肝炎患者；（Ⅴ）脾性贫血合并门静脉肝硬化患者；（Ⅵ）正常患者

笔者注：图中坐标刻度依据原作者发表论文；以上对疾病的描述与当今描述有所区别

　　1958 年，Strandjord 在 *Archives of Internal Medicine* 上发表了一篇以"肝肺综合征"（hepatopulmonary syndrome）为题的论文，这篇论文主要描述了一组患有肝硬化和肺部疾病的患者的情况，并提出了"肝肺综合征"这一术语。该论文作者描述了这些患者有低氧血症、呼吸困难、肺动脉高压等症状，认为这些症状是由肝脏疾病引起的肺部并发症导致的。该论文指出肝脏疾病可以导致多种肺部疾病，如肺动脉高压、肺纤维化、弥漫性肺泡损伤等，该论文作者认为这些病变的发生可能与肝脏疾病引起的血流动力学改变、氧化还原平衡失调、免疫反应异常等因素有关。此外还讨论了肝肺综合征的诊断方法和治疗方案。该论文指出诊断肝肺综合征需要进行肺部功能测试、氧气弥散测试、肺血管造影等检查，以确认肝脏疾病引起的肺部病变。治疗方案包括吸氧、利尿、应用抗生素、肝移植等，旨在缓解症状、控制病情，并最终恢复肺功能。该论文是对"肝肺综合征"最早的描述之一，为后续研究和临床实践提供了重要的启示[6]。

1966 年，Berthelot 等观察了 13 例肝硬化死亡患者的尸体，其中 12 例患者有蜘蛛痣、4 例患者有杵状指、2 例患者有口唇发绀的临床表现。该作者通过对 13 例肝硬化患者尸肺进行微灌注，发现此类患者肺部毛细血管存在明显扩张，直径可达 500μm，且并未发现肺实质的动静脉畸形；此外 6 例患者存在胸膜内血管扩张。由于扩张后的血管类似于皮肤蜘蛛状毛细血管扩张（蜘蛛痣），因此 Berthelot 等将之命名为肺及胸膜蜘蛛痣（lung and pleural spider nevi）。该作者应用微灌注导入的方法，将每侧肺注入 56℃明胶混悬液（明胶粉末 50g，硫酸钡 500ml，蒸馏水 200ml，少量苯酚晶体），并通过 X 线片拍摄到注入混悬液的整个肺。在完成肉眼检查后，将肺切成约 1cm 厚的切片，并在显微镜下对其内结构进行检测。在部分患者中发现肺内毛细血管直径被充盈至 50μm 左右，这类血管在正常肺或亚急性重型肝炎患者的肺中并未出现。该论文作者进而推测：为了适应慢性肝病增加的心输出量，机体可能优先开放小的肺动脉分支。当时缺乏在心输出量较高的其他状态下进行肺动脉注射后血管形态比较的类似研究，研究中 13 名肝硬化患者都患有门静脉高压，因此无法进一步分析评估。但该论文作者认为这种血管扩张不太可能是简单的机械性扩张，因为没有放射影像学证据表明肺静脉扩张或结缔组织间隔水肿。肝外门静脉高压症的生理学研究产生了相互矛盾的结果，在对肝外门静脉阻塞和肝功能正常患者的研究中，有 2 例患者显示了正常的动脉血氧饱和度，而在另外一例中发现了动脉氧合减低并血液"分流"。Berthelot 等的报道提出明显的肺血管病变扩张可能在肝硬化患者的这种氧和功能障碍中起作用[7]。1977 年，Kennedy 和 Knudson 在 1 例具有酒精性肝硬化和低氧血症的患者中发现其有高动力循环特征，但肺空气流量、通气量和通气量分布指数正常，该作者因此将其描述为一种临床综合征。Kennedy 认为这种疾病的临床情境与肝肾综合征较为类似，因此建议将这种临床综合征命名为"肝肺综合征"（hepatopulmonary syndrome，HPS）[8]。而 Krowka 等认为使用肺内血管扩张（intrapulmonary vascular dilatations，IPVD）能更好地反映这种疾病的病理状态[9]。

1989 年，现代肝病学重要的奠基人 Sheila Sherlock 和 James Dooley 在第 8 版 *Disorders of the Liver and Biliary System*（《肝胆系统疾病》）中正式描述了低氧血症与肝功能障碍引起的肺血管异常之间的关系，并明确使用肝肺综合征对其进行描述，该书成为肝病领域的重要参考书籍之一，对于研究和治疗肝肺综合征产生了积极的影响。然而有意思的是，在该书中作者将其归类于肝硬化及其并发症的章节，并未将该疾病与门静脉高压的关系进行深入分析。1995 年，美国胸腔疾病学会（American Thoracic Society）正式认定了肝肺综合征的存在。在该学会发布的一份官方声明中，肝肺综合征被定义为肝硬化患者中出现的低氧血症、肺血管扩张和通气血流比例失衡等一系列功能异常的综合征。这一声明中还提出了肝肺综合征的诊断标准和治疗方案，为临床医生提供了指导。此后其他专业学会和组织也陆续承认了肝肺综合征的存在，对其研究、治疗和诊疗理念推广做出了进一步的贡献。2008 年，Rodríguez-Roisin 和 Krowka 教授在《新英格兰医学杂志》上发表名为"肝肺综合征：一种肝源性肺血管疾病"的综述，全面介绍了肝肺综合征的病因、发病机制、临床表现、诊断和治疗方法等，深入阐述了肝肺综合征的本质和特点，该论文也成了本领域最重要的文献之一，奠定了肝肺综合征在肝、肺疾病中的价值和地位[10]。

1.2　肝肺综合征的定义

肝肺综合征是指在肝脏疾病或门静脉高压的情况下，以肺内血管扩张为主要病理表现，并因之出现氧合功能障碍的一种临床综合征。此临床综合征的核心表现包含三个主要部分，即基础肝脏疾病、肺内血管扩张及氧合功能障碍。反映其氧合功能障碍的指标是吸入常规空气时肺泡-动脉氧分压差[alveolar-arterial oxygen gradient，$P(A\text{-}a)O_2$]的增大（≥15mmHg）或动脉血氧分压（partial pressure of oxygen，PaO_2）的降低（<80mmHg）。部分轻度的肝肺综合征患者低氧血症可能并不明显（PaO_2>80mmHg）。肝肺综合征最常见的基础肝脏疾病是肝硬化，但肝肺综合征也可在非肝硬化性门静脉高压、布-加综合征及缺血性肝炎等肝病中出现[11-13]。中年人是肝肺综合征的高发人群，但儿童也可出现肝肺综合征[14, 15]。

1.3　流行病学现状

肝肺综合征在慢性肝病患者中发病率高且严重影响患者生存。曾有学者认为肝肺综合征是肝硬化患者的一种罕见并发症[16, 17]。然而后续研究表明肝肺综合征是一种很常见的肝脏并发症，其在肝硬化患者中发生率达 4%～47%；在肝硬化等待肝移植的患者中发病率可达 5%～32%。一项队列研究表明，在等待肝移植的患者中，24 例肝肺综合征患者的五年生存率为 23%，而配对的 37 例对照组患者五年生存率则为 63%[18]。该研究还发现，PaO_2 低于 50mmHg 的极重度肝肺综合征患者的生存率显著低于其他组。一项纳入 218 例患者（72 例肝肺综合征，146 例非肝肺综合征）的研究发现，肝肺综合征患者的死亡风险比非肝肺综合征患者高两倍（风险比=2.03；95% CI，1.15～3.60；P=0.015）[19]。

需要注意的是，报道中肝肺综合征的患病率因研究人群、动脉氧合功能减退和肺内血管扩张的标准不同而异。肝肺综合征的严重程度与肝病严重程度及病因未发现直接关联，在相对轻微的肝病患者中也可发生肝肺综合征。此外值得注意的是，无论有无肝硬化，所有年龄段的慢性肝病患者均可能患有肝肺综合征。有文献发现肝肺综合征在高加索人中比西班牙裔和非裔美国人中更常见，在吸烟者中似乎较少见[19, 20]。在亚洲人群中目前仍缺乏类似比较性研究。

成年人和儿童中肝肺综合征的发病率似乎也有差别。根据不同的文献来源，在成年人中肝肺综合征的发生率在 4%～33%[21, 22]。Al-Harbi 回顾性分析了 524 例连续的终末期肝病等待肝移植的患者信息，有 57 例患者被诊断为肝肺综合征，其中 88%的患者为轻度至中度的肝肺综合征。肝肺综合征患者一年和三年总生存率分别为 95%和 92%；其中 26 例肝肺综合征患者接受了肝移植，以上进行肝移植的患者中一年和三年总生存率分别为 96%和 91%，而没有肝肺综合征的受试者分别为 85%和 80%[23]。Schenk 等在 98 例完成了经胸超声心动图检查的患者中发现 33 例（34%）超声心动图呈阳性；其中呼吸困难等症状在临床显著的肝肺综合征患者（57%）中比亚临床肝肺综合征患者（8%）和非肝肺综合征的患者（6%）中更常见。肝硬化儿童中肝肺综合征的发病率为 19%～43%。Ceza 等通过分析 40 例的巴西肝硬化患儿（平均年龄 44 个月）后发现，肝肺综合征的患病率高达 42.5%，Ceza 认为肝肺综合征在肝硬化儿童中相较于成人可能更为常见[24]。在该研究中重度肝肺综合征患者仅有 2 例，占所有肝肺综合征的 11.8%，虽然占比相对不高，但其中 1 例在未行肝移植前因为感染而死亡，另一例严重的肝肺综合征患者获得了肝移植的机会得以获救。该研究还通过多因素分析发现，仅年龄与肝肺综合征的发生有统计学相关性（P=0.010），说明低龄可能是肝肺综合征发生的重要预测因素。在印度的一项研究中，Borkar 等评估了 135 名 1～18 岁的儿童患者，其中 35 名患者有肝硬化，发现肝肺综合征的患病率为 40%（14/35）[25]。在德国的一项研究中，Hoerning 等评估了类似的一组患者，其中包括 45 名 0.5～17 岁的肝硬化儿童，显示肝肺综合征的患病率约为 40%[21]。在土耳其的一项研究中，Tumgor 等对 172 名肝硬化儿童进行了后评估，发现肝肺综合征患病率为 19%[26]。

肝癌为世界上第五大常见恶性肿瘤和第二大癌症相关死因，其中 85%均为肝细胞癌。大部分的肝细胞癌患者在发病时已无法对病灶进行完整切除。肝细胞癌通常发生在伴有或不伴有肝硬化的慢性肝脏疾病中，肝细胞癌患者出现肝功能障碍和（或）门静脉高压症（如腹腔积液、静脉曲张出血和肝性脑病）等主要并发症并不少见，这对肝细胞癌的预后和治疗结果产生了极大的负面影响。肝肺综合征作为慢性肝脏疾病的常见肺部并发症，同样见于肝癌患者，此类合并肝肺综合征的肝癌患者有资格申请和接受例外的肝移植排序积分。本书著者通过前瞻性分析54 例接受经皮肝动脉化疗栓塞术的肝细胞癌患者发现：31 例（57.4%）增强超声心动图结果为阳性；在这些患者中 19 例（61.3%）肺泡-动脉氧分压差[P(A-a)O_2]升高，这些患者被诊断为合并肝肺综合征，其中 1 例（5.3%）为重度肝肺综合征，9 例（47.4%）为中度肝肺综合征，9 例（47.4%）为轻度肝肺综合征；肝肺综合征在肝癌患者中患病率为 35.2%（19/54），该比例略高于非肝癌的肝硬化人群，可能是因为肝癌常发生于长期肝硬化的患者中，而非肝癌的肝硬化人群肝硬化仍多处于肝硬化代偿期，其平均严重程度与肝癌患者相比可能偏低[27]。

1.4　致病因素

肝肺综合征多见于肝功能严重受损的肝硬化门静脉高压患者，但肝肺综合征在急性肝炎、血流走行异常等门静脉高压尚未充分建立的疾病中（如 Abernthy 畸形、布-加综合征急性期等）也可发生，其常见的病因如下。

（1）肝硬化：是最常见的与肝肺综合征相关的肝病类型。它是由于长期肝损伤、炎症和纤维化引起的肝脏结构异常和功能受损。4%～32%的肝硬化患者会发展为肝肺综合征，以下是一些常见的肝硬化病因。①酒精滥用：长期过量饮酒是导致肝硬化最常见的原因之一。酒精进入体内后会导致肝脏受损，引发慢性酒精性肝病，最终导致肝纤维化和硬化。②慢性病毒性肝炎：乙型肝炎病毒（HBV）和丙型肝炎病毒（HCV）是两种主要的肝炎病毒，长期慢性病毒感染会导致肝脏炎症和肝纤维化，最终发展为肝硬化。③脂肪性肝病：脂肪肝是由肝脏脂肪沉积过多而引起的疾病。长期存在的脂肪肝可进一步演变为非酒精性脂肪性肝炎（non-alcoholic steatohepatitis，NASH），并最终导致肝硬化。④自身免疫性肝病：包括自身免疫性肝炎、原发性胆汁性胆管炎和原发性硬化性胆管炎等疾病，这些疾病的发病机制涉及免疫系统对肝脏组织的攻击和破坏，最终导致肝纤维化和肝硬化。⑤遗传代谢性疾病：一些遗传代谢性疾病，如亨廷顿舞蹈病、Wilson 病、α-1 抗胰蛋白酶缺乏症等，可能引起肝脏功能异常和肝脏结构改变，最终导致肝硬化。此外，药物滥用、肝内胆石症、肝血管畸形等因素也可能对肝脏造成损害，并最终导致肝硬化。

（2）肝血管结构异常：一些特定的肝血管畸形疾病也可以导致肝肺综合征，这些疾病包括肝血管瘤、肝静脉血栓、门静脉血栓、门静脉海绵样变、慢性布-加综合征、Abernthy 畸形、肝内动静脉瘘等。其中肝内动静脉瘘是指在肝内形成的异常血管通路，将动脉血直接引流到静脉系统，绕过肝脏的正常血流通路。这些异常血管结构长期存在会导致肝肺综合征的发生和发展。

（3）肝脏肿瘤：如前所述，肝胆肿瘤（如肝细胞癌、胆管细胞癌）可能导致肝肺综合征的发生，这些肿瘤可干扰和损伤肝脏的正常功能，并可进一步引起肺内血管异常和动静脉瘘的发生。

（4）慢性肝炎：如慢性病毒性肝炎（慢性乙型肝炎或慢性丙型肝炎），被认为是肝肺综合征的重要病因。需要明确的是，慢性肝炎在引发肝硬化门静脉高压之前同样可能引起肝肺综合征。

（5）慢性肝脏代谢性疾病：α-1 抗胰蛋白酶缺乏症、酪氨酸血症、Wilson 病（肝豆状核变性）等，其中 Wilson 病是一种较为常见的遗传性代谢紊乱性疾病，导致肝脏无法顺利代谢和排泄铜。Wilson 病患者的肝脏中积聚过量的铜，可以导致肝损伤和肝功能异常，进而引发肝肺综合征的发生和发展。

（6）寄生虫性肝病：寄生虫性肝病的症状和严重程度因寄生虫种类、感染程度和个体反应而异，一般症状可能包括肝区疼痛、肝脏肿胀、黄疸、肝功能异常。在严重的情况下，寄生虫性肝病可能导致肝衰竭、肝硬化和肝癌等并发症。血吸虫病是由血吸虫感染引起的寄生虫性疾病。血吸虫是一种寄生虫，幼虫生活在淡水中。血吸虫的卵会通过感染者粪便排出，进入水体中孵化出幼虫，这些幼虫会感染螺类动物，形成毛蚴。人类在接触受污染的水体时，摄入感染血吸虫毛蚴的水，使其进入体内。血吸虫病的成虫会寄生在人体的肝脏和胆道系统中，引发肝脏炎症和肝纤维化，并在此基础上进一步发展成为肝肺综合征。其他的寄生虫性肝病，如蛔虫性肝病（其通过摄入受污染的食物或水而进入人体，蛔虫的幼虫可以通过血液循环到达肝脏，并在肝内引起炎症和肿胀，导致蛔虫性肝病的发生）。再如肝包虫病（由细粒棘球绦虫幼虫感染引起的寄生虫性疾病，细粒棘球绦虫幼虫可以通过被感染的食物或水进入人体，随后迁移到肝脏形成囊肿，这些囊肿会增大并对肝脏造成损害，导致肝包虫病和并发症），尚未见明确诱发肝肺综合征的报道，但由于其明确的肝功能损害，可以推测其对肝肺综合征的发生和发展也将有一定的作用，但这需要进一步的研究和证实。

（7）急性肝病：一般认为慢性肝病是肝肺综合征的病因，但也有学者发现如急性缺血性肝炎、急性病毒性肝炎或非肝硬化性门静脉高压症等慢性疾病的急性进程中肝肺综合征也可一过性发生。

1.5 分子与病理机制

慢性肝病可以导致血管活性物质[如一氧化氮（nitric oxide，NO）和内皮素-1

（endothelin-1，ET-1）]的产生和代谢变化。一氧化氮水平的升高和内皮素-1 水平的降低，都有助于肺血管扩张和肺动静脉畸形的形成。在慢性肝病患者中，病变肝脏对血液中血管活性物质的清除效率降低，这会导致一氧化氮和其他血管扩张剂等物质水平升高，从而导致肺血管扩张和动静脉畸形的形成。此外，长期慢性肝病可导致门体分流（如食管胃底静脉曲张开放、脾肾分流道开放等）的形成，使来自门静脉的血液（从肠道收集的富含未充分代谢的营养成分的血液）绕过肝脏进入体循环，这些物质直接进入肺部可导致肺血管扩张。值得注意的是，虽然肝病是肝肺综合征发生的主要因素，但并不是所有慢性肝病患者都会患肝肺综合征。其他因素包括遗传易感性、对血管活性物质反应的个体差异、肝病的严重程度和持续时间都可能影响本病的发生。

一氧化氮被认为与肺内血管扩张的发生有关。有学者发现肝硬化相关肝肺综合征患者的呼出气一氧化氮明显升高，而肝移植术后则可恢复正常[16]。通过大鼠胆总管结扎模型发现，肺部毛细血管中的内皮型一氧化氮合酶（endothelial nitric oxide synthase，e-NOS）和诱导型一氧化氮合酶（inducible nitric oxide synthase，i-NOS）活性均有所增加[28, 29]。肝脏合成释放内皮素-1 和肿瘤坏死因子 α（tumor necrosis factor alpha，TNF-α）的增加是促使一氧化氮合酶（nitric oxide synthase，NOS）系统激活的主要原因[18]。内皮素-1 可增强 e-NOS 的表达，并通过引发内皮素 B 受体在肺血管内皮的过度表达，促进肺内单核细胞的聚集[30, 31]。此外血管内皮生长因子 A（vascular endothelial growth factor A，VEGF-A）和趋化因子 CX3CL1 的促血管生成作用也可能是肝肺综合征的重要机制[32, 33]。菌群易位和内毒素血症也对肺微循环中巨噬细胞的聚集有一定作用[34, 35]。有研究认为单核细胞的黏附与肺部血管内皮细胞中趋化因子 CX3CL1 的激活有关。黏附于肺部微循环的单核细胞通过表达 i-NOS 和分泌血红素加氧酶 1（heme oxygenase-1），引发一氧化碳生成过度，促进了肺内血管扩张。

目前认为肺内血管扩张引发肝肺综合征患者低氧血症的机制主要包括：通气血流比失调和灌注弥散异常。

（1）通气血流比失调：Dauod 等认为，引起肝硬化患者气体交换异常的原因是缺氧时肺血管收缩功能受损。在 10 例肝硬化患者中发现，当患者吸入 10% 氧气时肺动脉压未能上升[36]，但该结果在另一项研究中未能得到重复[37]。随后，Rodriguez-Roisin 等通过多种惰性气体清除技术研究了肝硬化患者的肺血管收缩功能和通气血流比，发现在肺部血管结构和血流动力学正常的肝硬化患者中，肺部血管在肺泡内低氧时具备正常的收缩反应；但在高动力循环的患者中，存在明显的肺部血管扩张、通气血流比失调和气体交换异常[38]。因此研究者认为，这些患者氧合功能的异常源于肺部毛细血管床的扩张，其进一步导致的通气血流比失调和血管收缩功能受损。

（2）灌注弥散异常：Genovesi 等在一例遗传性出血性毛细血管扩张的患者中发现，其缺氧表现主要原因在于氧气在扩张的毛细血管中的弥散受限。他们认为位于扩张血管中心的血细胞距离肺泡过远，当吸入空气时难以充分氧合；然而当吸入 100%纯氧时，增加的氧分压差可以促进氧气在血管内的弥散，进而使得血管中心位置的红细胞同样得到充分氧合，氧合功能进而得以恢复。随后通过惰性气体清除技术进一步发现，在轻中度肝肺综合征患者中通气血流比异常为主要发病机制，而在重度肝肺综合征患者中灌注弥散异常似乎更为重要[39]。

肝肺综合征最基本的病理生理学改变为肺内血管扩张，主要包括弥漫性或局灶性肺部毛细血管扩张，以及偶尔发现的胸膜或肺动静脉瘘。肺内血管扩张也是肝肺综合征研究的基石[40]。这种血管异常包括弥漫性或局限性扩张的异常肺毛细血管，较少见的是胸膜和肺动静脉交通，导致静脉血通过肺循环时氧合受损。

肝病所致的肺功能障碍是一系列变化的结果，不仅包括肝脏清除能力降低，也包括循环细胞因子和其他介质的产生能力增加[41]。Jalan 等在一项研究中观察了 12 例接受经颈静脉门体分流术的肝硬化患者[42]，在支架植入前和植入后采用改良的内毒素测定法对患者体内的多种因子进行了检测，发现在肝硬化患者中检测到较高的门静脉内毒素浓度[平均为（1743±819）pg/ml]，中心静脉血中内毒素浓度明显较低，为（931±551）pg/ml，肝内毒素梯度为（438±287）pg/ml，说明约 1/4 的门静脉内毒素被硬化后的肝脏清除。而经颈静脉门体分流术（transjugular intrahepatic portosystemic stent-shunt，TIPS）后，肝静脉和中央静脉中心静脉内的内毒素浓度升高，提示内毒素与门静脉血液通过支架分流。该作者同时通过将人脐静脉内皮细胞与患者血浆或内毒素孵育后，发现 e-NOS 活性明显降低，与经颈静脉肝内门体分流术后血浆孵育后，e-NOS 活性进一步降低；人脐静脉内皮细胞与患者血浆或内毒素孵育后，i-NOS 活性升高，而与经颈静脉肝内门体分流术后患者血浆孵育后，i-NOS 活性进一步增强。因此，该作者认为经颈静脉肝内门体分流术的植入导致急性内毒素血症，这可能通过 i-NOS 依赖的机制并与一氧化氮的产生增加有关，这些循环因子或内毒素等物质可以进一步以肺血管为靶点，导致肺内血管扩张，从而导致动脉氧合缺陷和低氧血症。而该机制为经颈静脉肝内门体分流术后氧合功能难以实现长期改善的现象提供了一种解释。

慢性结扎大鼠胆总管可导致胆汁性肝硬化，并重现人肝肺综合征的类似生理变化。目前大部分肝肺综合征的病理生理学机制研究成果多来自该动物模型[33, 43, 44]。Fallon 教授等为了建立该动物模型[45]，对假手术、2 周和 5 周胆总管结扎术及 3 周部分门静脉结扎术大鼠的肝和肺损伤、门静脉压力和动脉血气进行了评估，研究通过静脉注射微球（直径 5.5～10μm）和测量动脉血中入肺的微球的大小和数量来评估肺微循环。结果发现：胆总管结扎术大鼠出现进行性肝损伤和门静脉高压，并伴有气体交换异常和肺内血管扩张。门静脉高压程度相似的进行门静脉结扎术的大鼠没有出现肺内血管扩张或异常气体交换或肺损伤。最终 Fallon 教授等认为胆总管结扎术可引起进行性肺内血管扩张，并伴随动脉气体交换恶化。这些发现验证了大鼠胆总管结扎作为肝肺综合征研究模型的有效性，同时也证明了门静脉结扎无法诱发肺内血管扩张及氧合功能障碍。

在胆总管结扎大鼠中，肺微血管 e-NOS 和 i-NOS 活性均被发现有所升高。动物实验发现：肝脏 ET-1 和 TNF-α 的产生增加是推动 NOS 活性的关键机制。首先，肝内剪切应力的增加可引发 ET-1 的产生增加，进而 ET-1 促进 e-NOS 的激活，e-NOS 并通过内皮素受体在肺血管内皮细胞的过度表达促进单核细胞的聚集[30, 46]。细菌移位和内毒素血症也有助于巨噬细胞在肺微血管中的聚集。单核细胞表达 i-NOS 并产生血红素加氧酶 1，可导致一氧化碳产生增加，进一步增强肺内血管扩张。动物研究也发现肺血管生成是肝肺综合征肺血管改变的重要因素。部分由激活的血管内单核细胞产生的 VEGF-A 和增加的 CX3CL1 产生都有助于血管生成[32, 47]。此外，参与血管生成调节的基因的单核苷酸多态性与肝硬化患者肝肺综合征的风险似乎也有相关性。

其他一些机制可能也在影响着肝肺综合征的发生、发展和严重程度。有研究认为低氧状态的出现促进了参与血管重建的肺动脉平滑肌细胞（PASMC）的增殖，从而加速了肝肺综合征的进展。肺毛细血管密度的增加、肺血管的重构及血管生成在肝肺综合征中的确切机制仍十分有限。由于肝肺综合征的发病机制尚不完全清楚，有效的药物治疗方法的发展非常缓慢。因此，有必要进一步加大肝肺综合征发病机制相关的基础研究，进一步开发与临床特征更为接近的动物模型，并在相关分子机制的基础上，发现新型药物靶点并制订肝肺综合征的创新治疗策略。

1.6　临床表现

目前尚未发现肝肺综合征普遍存在的特征性临床表现。肝肺综合征患者可能在早期表现为隐匿性的呼吸困难，甚至完全没有症状。直立位呼吸困难是肝肺综合征最常见的临床表现，该临床表现通常发生于肝病出现数年后。由于大多数肝肺综合征患者经常表现为无症状，渐进性的呼吸困难加重曾被认为是极具代表性的临床症状。直立位呼吸困难和直立位状态下加重的低氧血症（即直立性缺氧）几乎存在于 1/4 的肝肺综合征患者中，这被归因为肺底部的肺内血管扩张占优势，直立时通过这些区域的血流量增加，因而导致大量血液无法得到充分氧合。即使白天患者表现为中度低氧血症，睡眠时也可能出现更为严重的低氧饱和状态[48]。

但由于贫血、腹腔积液等情况在肝病患者中很常见，直立性呼吸困难易与其他合并疾病的临床表现混淆。因此直立位呼吸困难虽然常见，但对肝肺综合征的诊断缺乏特异性[29]。肝肺综合征其他的临床表现包括蜘蛛痣、杵状指、发绀及低氧血症，这些表现均提示肝病患者有较大可能存在肝肺综合征，且此类患者的低氧血症已长期存在且较为严重。由于肝肺综合征的确诊需满足三个条件：肺内血管扩张、肝脏疾病、$PaO_2 < 80mmHg$ 或 $P(A\text{-}a)O_2 \geqslant 15mmHg$。而由于 PaO_2 和 $P(A\text{-}a)O_2$需要由直立位动脉血气分析测得，而肺内血管扩张的检测依赖影像学检查，常仅怀疑存在肝肺综合征时进行检测[49]。由于肝肺综合征的定义中"肝脏疾病"主要指肝硬化门静脉高压、布-加综合征、肝外门静脉阻塞等，出现相关疾病的临床表现或诊断相关疾病时需警惕患者合并肝肺综合征。

大多数肝肺综合征病例同时伴有肝硬化或非肝硬化性门静脉高压的并发症表现，门静脉高压的常见临床合并症如下。①食管静脉曲张和食管胃底静脉曲张，这些曲张静脉非常脆弱，容易发生破裂出血，可能导致严重的上消化道出血。②腹腔积液：门静脉高压引起肝硬化时，肝脏的血流受阻，血浆蛋白渗透压升高，导致血管内的液体渗出到腹腔，形成腹腔积液。腹腔积液的程度可以从轻度到重度，严重的腹腔积液可能导致腹部膨胀、呼吸困难和营养不良等问题。③肝性脑病：门静脉高压导致肝脏功能受损，不能有效地清除体内毒素，这些毒素可以通过门静脉系统进入大脑，导致肝性脑病的发生。肝性脑病可能表现为认知障碍、精神状态改变、昏迷等症状。④肝肾综合征：门静脉高压引起的血流动力学改变可以导致肾脏灌注不足和肾功能受损，出现肝肾综合征，表现为严重的肾衰竭，常伴有腹腔积液和低血压等症状。⑤肝内胆管高压：门静脉高压会影响胆汁的排泄，导致肝内胆管高压，可引起胆汁淤积、黄疸和肝细胞损害。⑥门静脉、肠系膜静脉、脾静脉血栓形成：门静脉高压可以导致门静脉、肠系膜静脉、脾静脉内血流减慢，增加血栓形成的风险；门静脉、肠系膜静脉、脾静脉血栓形成可能进一步引起腹痛、腹泻和肠坏死等严重并发症。⑦其他部位消化道出血：门静脉高压可导致胃、十二指肠和结肠等消化道其他部位的静脉曲张，增加这些部位出血的风险。但需要注意的是门静脉高压的存在并不是发展为肝肺综合征的必要条件。此外，肝肺综合征的存在或严重程度似乎与基于肝功能 Child-Pugh 分级或终末期肝病模型（MELD）的严重程度分级无关。据报道，与非肝肺综合征的肝硬化患者相比，肝肺综合征患者的死亡风险是其两倍，而与肝硬化严重程度并未发现明确相关性。

肝衰竭患者常出现呼吸困难症状，因为疾病本身的发展及其并发症的出现，包括腹腔积液、胸腔积液、贫血等。有报道称，有肝肺综合征的肝移植患者发生呼吸困难的概率高于无肝肺综合征或其他肺部疾病的患者（48% *vs.* 28%）。平卧位缺氧（平卧可改善的一种呼吸短促症状）和直立位缺氧（站立可加重低氧血症）是 25%的肝肺综合征患者的两个特征体征，这是因为当患者直立位时，肺底血管显著扩张使更多的血液绕过肺组织直接进入动脉系统。在几乎 70%的肝肺综合征患者中，睡眠期间血氧饱和度下降。部分肝肺综合征患者清醒时仅发生轻至中度低氧血症，而在睡眠时可出现明显的严重低氧血症。由于脑细胞对缺氧非常敏感，缺氧症状及相应的呼吸性碱中毒可导致头痛、头晕和手脚麻木。因此在一些肝肺综合征患者中，过度换气及严重低氧可导致患者出现神经系统的明显损害，如脑水肿和颅内高压。然而由于缺乏特异性，这些症状不足以区分肝肺综合征和其他疾病，如复发性肺血栓栓子、心力衰竭和房间隔缺损（ASD）。

　　在重度肝肺综合征患者中，常可观察到一些体表特征，包括蜘蛛痣、杵状指和发绀。肝病引起的雌二醇升高可以显著影响静脉和动脉的病理生理表现，这可能会导致肝肺综合征患者的一些皮肤异常。有学者认为皮肤蜘蛛痣患者常伴有肺血管扩张和严重的气体交换异常。Silverio 等在一项关于 40 例肝硬化患者蜘蛛痣与肝肺综合征相关性的研究中发现蜘蛛痣患者肝肺综合征的阳性率明显高于无蜘蛛痣患者（38.1% *vs.* 5.3%，$P < 0.01$），因此认为蜘蛛痣的症状是肝肺综合征发生的皮肤标志，这也与血管增生的机制相符。杵状指是由远端血管扩张和肺部分泌的生长因子（如血小板衍生生长因子和肝细胞生长因子）所致。虽然这些临床特征对肝肺综合征的诊断不具有特异性，但与肝病患者的低氧同时存在时需要高度怀疑肝肺综合征。由于高达 30%的肝肺综合征患者可能存在这些情况，因此医生有必要通过进一步检查明确肝肺综合征及其合并肺部疾病（如慢性阻塞性肺疾病或肺纤维化）和严重程度。

　　肝肺综合征患者可因高动力循环而出现四肢潮红、脉搏加速等表现。由于心输出量增加和外周阻力降低，患者也会出现低血压；然而，慢性心力衰竭很少发生。目前认为，部分肝肺综合征患者可出现心脏增大，在三尖瓣区可听到 2～3 度的收缩杂音。Zamirian 等发现左心房增大与肝肺综合征有一定的相关性，并分析这可能是因为肝肺综合征常出现心输出量增加，进一步提出左房容积超 50ml 可以作为诊断肝肺综合征的一个简单、可行的指标。而 Pouriki 等进一步发现二尖瓣内血流速度也可作为肝肺综合征的间接诊断指标。

　　肝肺综合征的严重程度分级依据 PaO_2 水平高低而定。根据 PaO_2 水平可以将肝肺综合征的严重程度分为 4 个等级。当 $PaO_2 < 50mmHg$ 时，被归为极重度肝肺综合征，表示患者的肺部功能严重受损；当 PaO_2 在 50～59mmHg 时，被归为重度肝肺综合征，表示患者肺功能已经受到了显著影响；当 PaO_2 在 60～79mmHg 时，被归为中度肝肺综合征，表示患者肺功能中度受损；当 $PaO_2 \geq 80mmHg$ 时，被归为轻度肝肺综合征，表示患者肺部功能正常或轻度受损[10, 49-51]。

1.7　诊断与鉴别诊断

肝肺综合征的诊断流程较为复杂（表 1-1），根据其定义可知其诊断依赖于证明动脉气体交换异常、肺内血管扩张和肝功能障碍存在的证据。在出现杵状指、呼吸困难、发绀等症状且未发现明确潜在的心肺疾病的患者以及正在考虑进行肝移植的患者中，筛查肝肺综合征是经济且合理的。其原因在于 $PaO_2 < 60mmHg$ 的肝肺综合征患者被作为一种 MELD 例外（MELD Exception），被赋予了较高的MELD 评分[52, 53]，可为患者提供更大的肝移植机会。Iyer 等比较了 28 例临床上MELD 例外政策实行之后和 21 例 MELD 例外政策尚未实行之前的肝移植患者的随访结果，发现 MELD 例外实行之后，肝肺综合征患者的五年生存率较之前有升高趋势（88% *vs.* 67%，*P*=0.09），该论文作者认为实行 MELD 例外对肝肺综合征患者的整体生存有积极影响[54]。虽然也有研究者认为在极重度肝肺综合征中，MELD 例外可能会带来较高的术后死亡风险，在目前的 MELD 例外政策中，氧合功能越差的肝肺综合征患者往往可以更优先地进行肝移植[55]。因此肝肺综合征的诊断对于可疑的患者来说，可以提前获得肝源的时间，为患者博得更长的生存时间。

表 1-1　肝肺综合征（HPS）的临床诊断

诊断必要条件	诊断辅助条件
急慢性肝脏疾病	$^{99m}Tc\text{-}MAA$ 肺灌注扫描
和（或）门静脉高压	脑肺分流比>6%
经胸部增强超声心动图	无创血氧
无心内分流，有肺内血管扩张	脉搏血氧仪氧饱和度<96%
动脉血气分析	肺动脉造影
$P(A\text{-}a)O_2 \geqslant 15mmHg$	肺通过时间<3.55s
或 $PaO_2 < 80mmHg$	
肺功能、胸片或胸部 CT	
未发现肺内疾病	

1.7.1　肝病的诊断

1. 肝硬化的临床诊断

肝硬化的临床诊断基于详细的病史询问、体格检查、实验室检查和影像学评估等多方面。以下是肝硬化临床诊断的要点。①病史和症状：包括饮酒史、病毒性肝炎史、药物使用史等。重点询问肝硬化的常见症状，如腹腔积液、黄疸、乏力、食欲不振、恶心、呕吐等。②体格检查：进行全面的肝脏和腹部体格检查。注意观察肝脏大小、质地和边缘情况，检查腹部是否有包块或脾大，还需注意黄疸、蜘蛛痣（星状血管扩张）和水肿等体征。③实验室检查：包括进行一系列评估肝脏功能和损伤程度的检查，包括肝肾功能（如血清胆红素、血清转氨酶、肌酐等指标的测定）、凝血功能、肝炎病毒血清学、肝炎病毒核酸等相关检查。④影像学检查：需综合运用肝脏超声、计算机断层扫描（CT）和磁共振成像（MRI）等影像学技术，评估肝脏的结构和损伤程度，并检测与肝硬化相关的并发症，如肝癌、腹腔积液等。

　　肝活检是临床确诊肝硬化的金标准。通过获取肝脏组织样本进行组织学分析，可评估肝脏纤维化和炎症程度，并进一步确定肝硬化的程度和原因。在综合分析病史、体格检查、实验室检查和影像学评估等多方面的信息后，为明确肝硬化的存在可进行肝活检。肝活检作为一种侵入性检查方法，具有一定的风险。肝活检诊断肝硬化时通常可在镜下发现：肝组织切片内出现纤维组织增生，特别是纤维束的形成，通常使用纤维化评分系统（如 METAVIR 评分系统）对纤维化程度进行分级。坏死和再生结节：在肝组织中出现肝细胞坏死和再生结节，反映了肝脏组织的丧失和再生修复过程。肝细胞板层样均质化：肝细胞板层结构的丧失，肝细胞变为同质化并紧密排列，丧失了正常的肝细胞结构和功能。血管改变：肝组织中出现扩张、窦腔狭窄、血栓形成等改变，反映了肝硬化过程中血液循环的异常。

　　肝弹性测定（liver elastography）是一种无创性间接评估肝纤维化程度的方法。它基于肝脏组织的弹性特性来推断纤维化的程度，在一定程度上替代了传统的肝活检。肝弹性测定可以帮助医生评估肝脏疾病的进展和治疗效果。目前常用的肝弹性测定技术包括剪切波成像、超声弹性成像（shear wave elastography，SWE）和磁共振弹性成像（magnetic resonance elastography，MRE）。这些技术利用外力、声波或磁场对肝脏施加外力，然后测量传播在肝脏组织中的弹性波的速度或振动频率。根据弹性波在肝脏组织中的传播速度或频率，可以计算出肝脏的弹性模量，从而评估肝脏纤维化程度。肝弹性测定具有的优点：首先，它是一种无创性的检查方法，避免了传统肝活检涉及的创伤和不适；其次，肝弹性测定可以提供实时的结果，并且相对快速，通常在数分钟内完成；此外，患者无痛苦和无放射线暴露，适用于多次监测和随访。肝弹性测定在临床实践中具有广泛的应用：可以用于评估肝纤维化的程度，从早期纤维化到肝硬化的不同阶段；还可用于监测肝脏疾病的进展和治疗效果，例如慢性病毒性肝炎、脂肪肝、酒精性肝病、肝硬化等；在肝癌筛查和评估肝癌转移的风险中也有潜在的应用。然而，该方法也有一些局限性，例如肥胖、腹腔积液、肠气体过多及肝脏炎症等因素可能对结果产生干扰；此外，不同的设备和操作者之间可能存在一定的差异，因此需要在临床应用中注意标准化和准确性。

2. 布-加综合征的临床诊断

布-加综合征是一种较为少见的肝脏疾病，其特征是引流肝内血液的肝静脉回流不畅，其原因可能是肝静脉或下腔静脉的梗阻或狭窄。布-加综合征的诊断需要对患者的病史、体格检查、实验室检查和影像学研究进行全面评估。以下简要介绍布-加综合征的诊断过程。

（1）病史：详细了解患者的病史，重点关注腹痛、腹腔积液和肝功能异常等症状。还需评估患者是否存在口服避孕药、怀孕、高凝状态和肝病等风险因素。

（2）体格检查：进行全面的体格检查，特别关注肝脏疾病的体征，包括黄疸、肝大和腹部膨胀，还要注意是否存在腹腔积液、侧支循环（蜘蛛痣或蛇头状静脉）和下肢水肿等症状。

（3）实验室检查：进行血液检查，评估肝功能和确定潜在的病因或相关疾病，包括肝功能（如血清胆红素和肝酶）、凝血功能、完整血细胞计数，及病毒性肝炎标志物、自身免疫指标和高凝状态检查等。

（4）影像学检查：①多普勒超声，这种无创性影像学技术通常作为初步诊断工具，有助于评估肝静脉的通畅性和血流情况，检测血栓或狭窄，并评估侧支血管的存在；②计算机断层扫描（CT），CT成像提供有关肝脏和肝静脉的详细解剖信息，可以显示静脉梗阻的位置和范围，以及与之相关的肝实质改变或肿瘤等病变；③磁共振成像（MRI），也可以提供肝脏和肝静脉的详细图像，用于检测静脉梗阻、侧支血管和肝实质异常。

（5）侵入性检查：主要指经皮下腔静脉或肝静脉造影，造影检查是布-加综合征诊断的金标准，在进行检查的同时，还可以通过球囊扩张或支架植入等介入治疗技术对大部分布-加综合征患者的血管异常进行修正和重建，以恢复患者的正常血流状态。

3. 肝恶性肿瘤的临床诊断

肝恶性肿瘤通常根据影像特征和活检进行确诊。肝恶性肿瘤通常表现为上腹部疼痛或不适、腹部肿块或肝大，消瘦、食欲减退、乏力等全身性症状，皮肤黄疸或其他肝功能异常表现；超声检查可发现肝内占位性病变、血流动力学改变等；CT扫描可以提供更详细的肿瘤形态、边缘、浸润范围、血供情况等信息；MRI对肝脏病变的分辨率较高，可以提供更准确的图像信息；肝动脉数字减影血管造影（DSA）用于评估肿瘤的血供情况，特别是血管瘤等血供异常的肿瘤。实验室检查：肝功能检查包括血清转氨酶、总胆红素、血清白蛋白、凝血功能等指标；肿瘤标志物如甲胎蛋白（AFP）、癌胚抗原（CEA）等。组织学检查是确诊肝恶性肿瘤的金标准，但对于肝细胞癌患者而言，任意两种增强影像的典型"快进快出"表现同样可以进行明确诊断。除了术前穿刺活检外，手术切除标本或肝移植后的病理检查也可进行术后病理分析，主要包括：细胞形态方面的肿瘤细胞的异型性和增生程度；肿瘤的组织结构、浸润和边缘清晰度；核分裂指数等。

4. 慢性肝炎的临床诊断

慢性肝炎的临床诊断标准通常基于病史、体格检查、实验室检查和影像学检查等方面的综合评估。常见的慢性肝炎（如乙型肝炎、丙型肝炎、酒精性肝炎）病史通常可发现长期接触乙型肝炎病毒（HBV）、丙型肝炎病毒（HCV）或有酗酒等风险因素，以及输血史、注射毒品、异常性接触等；反复或持续存在的肝炎症状，如乏力、食欲减退、上腹部不适、黄疸等。体格检查肝脏可触及增大或肝脏压痛、脾大、腹腔积液或其他腹部异常体征。实验室检查通常需要包括转氨酶（AST、ALT 等）、碱性磷酸酶、总胆红素、乙型肝炎病毒标志物（乙肝表面抗原、乙肝表面抗体）、丙型肝炎病毒标志物（anti-丙型肝炎抗体、丙型肝炎病毒 RNA）、免疫学指标（抗核抗体 ANA、抗平滑肌抗体 SMA 等），用于排除自身免疫性肝炎等其他疾病。影像学检查可通过腹部超声评估肝脏形态、大小、血流情况、血管异常及肿块等；通过 CT 扫描或 MRI 可以提供更详细的肝脏结构和病变信息。

5. 门静脉高压症的临床诊断

门静脉高压症是晚期慢性肝病患者出现食管胃底静脉曲张出血、腹腔积液等并发症的主要驱动因素，其诊断标准为肝静脉压力梯度（HVPG）＞5mmHg。HVPG＞5mmHg 可认为患者存在窦型门静脉高压症；HVPG≥10mmHg 可确定患者存在临床显著性的门静脉高压症，临床显著性的门静脉高压症是曲张静脉破裂出血、肝脏失代偿和患者死亡的主要预测因素。慢性肝病患者出现门静脉高压症临床表现时，若 HVPG＜10 mmHg，则需排除门窦血管性疾病。重度门静脉高压症的定义是 HVPG＞16mmHg，BAVENO Ⅶ指南指出：在进行非肝脏腹部手术的患者中，HVPG≥16mmHg 与术后短期死亡风险增加相关。HVPG 的检测方法主要是通过上臂静脉、颈静脉或股静脉入路，通过 Seldinger 穿刺技术建立静脉通道，进而将球囊导管经过心脏及下腔静脉进入肝静脉分支，通常是肝中静脉或肝右静脉；然后充盈球囊闭塞其远端所有血管，最后测量肝静脉楔压。在导管顶端放开气囊后，测量游离肝静脉压。然而，该测量方法是侵入性的，需要很高的专业知识和技能，因此在非三甲医院或临床试验之外的常规临床使用中受到很大限制。在过去的几十年里，已经开发了多种非侵入性检测来诊断门静脉高压症。其中，肝硬度（LSM）、脾硬度（SSM）测量，以及基于影像组学的门静脉无创压力预测模型是最有前景的工具，因为它们已被证明可以准确地预测患者的临床显著性门静脉高压、高危食管静脉曲张、失代偿和死亡。在 Baveno Ⅶ 会议中，首次建议将 LSM 评估用于在代偿期进展性慢性肝病患者中诊断临床显著性门静脉高压患者（LSM＞25kPa）和筛查高危静脉曲张患者（LSM≥20kPa 和血小板计数≤150×10⁹/L）。

1.7.2　低氧血症的判定

1. 脉搏血氧仪

脉搏血氧仪是一种用于测量人体的脉搏和血氧饱和度的医疗设备，主要用于监测患者的呼吸和循环功能。脉搏血氧仪的原理基于光电测量技术，使用红外光和红光通过皮肤检测血液中的氧合血红蛋白和脉搏波，计算血氧饱和度。近年来，随着技术的发展，脉搏血氧仪变得更加小型化、便携化和智能化。一些脉搏血氧仪已经与智能手机或其他移动设备连接，可通过手机应用程序进行数据记录和分析。此外，一些高级脉搏血氧仪还可以提供更多的生理参数，如心率、呼吸频率和脉搏波形等。脉搏血氧仪的优点在于无创、低成本、快速、便捷、重复性好、易于推广，考虑到脉搏血氧饱和度在检测各种疾病中的低氧血症方面的成功应用，这项技术有利于筛查所有的肝硬化人群，可用于检测肝肺综合征患者的低氧血症并判断肝肺综合征的严重程度。然而脉搏血氧监测无法替代动脉血气分析，坐位或直立位的动脉血气分析仍然是评估与肝脏疾病相关的动脉低氧血症和严重程度的核心手段。其原因在于单靠低血氧饱和度不足以诊断由其他肝病相关或合并的其他病情引起的低氧血症，如胸腔积液、腹腔积液或其他肺部疾病。与动脉血气分析相比，脉搏血氧仪可以进行连续测量，是一种重要的筛查手段，可用于监测正在接受外科肝移植术评估的肝肺综合征患者氧合受损随时间的演化进展状态。

有学者通过前瞻性研究调查了准备接受外科肝移植术评估的患者，发现脉搏血氧仪对小于 96% 的血氧饱和度水平具有高度的敏感性（100%）和特异性（88%），足以检测出 PaO₂＜70mmHg 的所有肝肺综合征患者。因此有学者认为，脉搏血氧仪在检测存在明显低氧血症（PaO₂＜70mmHg）的肝肺综合征方面可以起到重要作用。但 Hoeming 等通过研究发现脉搏血氧饱和度测定不足以及时诊断肝硬化患儿的肝肺综合征，因此他们认为超声心动图造影和动脉血气分析仍应作为评价肝硬化患儿肝肺综合征的首选方法，脉搏血氧饱和度的检测仅能作为一种参考。由于脉搏血氧饱和度通过间接测量血氧饱和度，因其非侵入性方式和无创、便携可以更有效地促进肝肺综合征诊断的普及和推广，为更多的患者和医疗机构提供一种方便的诊断方法。但需要注意的是，该方法为间接测量，其准确性在轻度低氧血症患者中仍有很大争议，其对中到重度肝肺综合征的诊断以及肝肺综合征患者的疾病监测可以发挥一定的作用，但是在肝肺综合征常规筛查或诊断场景中的应用需要十分慎重。

2. 动脉血气分析

动脉血气分析是当前临床诊断肝肺综合征的金标准检，用于评估患者的酸碱平衡和氧合状态。动脉血气分析可以通过直接穿刺患者动脉获得动脉血液，进而从动脉血样本中测量多个参数，包括血氧饱和度、动脉血氧分压、动脉血二氧化碳分压、血 pH 和碱剩余等，以提供患者的呼吸和代谢状态的有关信息。下面简述部分核心指标及其临床意义。①动脉血氧饱和度（SaO_2）：是血液中氧气的含量与携带氧气的血红蛋白总容量之比。正常情况下，动脉血的氧饱和度应高于95%。血氧饱和度的降低可能表明肺功能不全或患者的循环系统存在问题。②动脉血氧分压（PaO_2）：是衡量血液中溶解的氧气分压的指标。正常情况下，动脉血氧分压应在 75～100mmHg。较低的动脉血氧分压水平可能提示肺功能不全或通气-血流灌注不匹配。③动脉血二氧化碳分压（$PaCO_2$）：是反映血液中溶解的二氧化碳分压水平的指标。正常情况下，动脉血二氧化碳分压应在 35～45mmHg。升高的动脉血二氧化碳分压可能表明呼吸性酸中毒或通气不足，而降低的动脉血二氧化碳分压可能表明呼吸性碱中毒或通气过度。④血 pH：是衡量血液酸碱平衡的指标。正常情况下，动脉血 pH 应在 7.35～7.45。pH 高于 7.45 可能表明呼吸性碱中毒或代谢性碱中毒，pH 低于 7.35 可能表明呼吸性酸中毒或代谢性酸中毒。

动脉血气分析主要通过评估 PaO_2 和计算 $P(A\text{-}a)O_2$ 来评估是否存在肺内气体交换功能异常，而 PaO_2 和计算 $P(A\text{-}a)O_2$ 也可以准确地量化评价低氧血症的程度：$P(A\text{-}a)O_2=[FiO_2（P_{atm}-P_{H_2O}）-（PaCO_2/0.8）]-PaO_2$；动脉血气分析（ABG）标准检测体位为坐位，而血管分流更多见于肺底。因此，卧位患者（例如住院患者）可以缓解肝肺综合征症状，其原因在于直立位会加重通气灌流异常。由于 $P(A\text{-}a)O_2$ 可在 PaO_2 异常降低之前升高，因此计算 $P(A\text{-}a)O_2$ 比 PaO_2 更能敏感地检测动脉早期缺氧。动脉血气分析诊断肝肺综合征的临界值为 $PaO_2<80$mmHg 或 $P(A\text{-}a)O_2>15$mmHg。有研究表明，符合此类血气异常的肝硬化患者的死亡率高于非肝肺综合征的肝硬化患者。需要注意的是，$P(A\text{-}a)O_2$ 的诊断标准需要根据年龄的不同而进行调整，因为 $P(A\text{-}a)O_2$ 会随着年龄增长而升高。因此建议小于 65 岁的患者诊断肝肺综合征的标准为海平面水平、静息状态下 $P(A-a)O_2>15mmHg$ 或 PaO_2 $<80mmHg$；而对于 65 岁以上患者以 $PaO_2<70mmHg$ 或 $P(A-a)O_2>20mmHg$ 为临界值。PaO_2 不仅可用于诊断肝肺综合征，根据欧洲呼吸病学会（ERS）工作组提出的肝肺综合征严重程度分级系统，也可以根据 PaO_2 的水平对肝肺综合征的严重程度进行分级。重度肝肺综合征为 $PaO_2<50mmHg$；中度肝肺综合征 PaO_2 为 $50\sim60mmHg$；轻度肝肺综合征 PaO_2 为 $60\sim80mmHg$。肝肺综合征的分级可以预测患者的生存和确定肝移植时机和风险，因此有必要常规对肝肺综合征进行分级诊断。

1.7.3 肺内血管扩张的影像学发现和诊断

在证实慢性肝病患者存在氧合功能障碍后，诊断的下一步是发现是否存在肺内分流，即肺内血管扩张。由于微血管扩张、直接动静脉连接或血管生成在较严重的病例中均可导致肺内分流，特征性的血管表现包括气体交换单位附近弥漫性扩张的肺毛细血管或局限性扩张的大毛细血管，较少见的是胸膜和肺动静脉交通。在健康人群中，肺毛细血管直径约 $15\mu m$。肝肺综合征的主要结构紊乱是肺内血管扩张，当肺毛细血管直径增加到 $15\sim60\mu m$ 时肺内血管扩张被认为是存在的。特别是在某些特殊情况下，富集于肺底的肺毛细血管直径可达 $500\mu m$，主要原因是重力作用而增加血流量。

诊断肝肺综合征需要在有慢性肝病和低氧血症的患者中证明存在肺内血管扩张。超声造影和 ^{99m} 锝标记大聚合白蛋白（$^{99m}Tc-MAA$）灌注扫描是最常用的检查方法。肺血管造影术和高分辨 CT 扫描是可用于选定个体的辅助测试手段。目前肺内血管扩张最主要的影像学检测手段是经胸部增强超声心动图（contrast-enhanced transthoracic echocardiography，CEE）。这种使用造影剂或激发后的生理盐水作为对比剂的经胸部增强超声心动图是目前检测肺内血管扩张公认和实用的影像学方法。经胸部增强超声心动图检测中所使用的生理盐水需与适量空气进行反复吹打，激发所生成的微气泡直径大于正常肺部毛细血管直径（$8\sim15\mu m$），而小于存在肺内血管扩张的血管直径（$15\sim100\mu m$）[10, 56]。正常情况下，通过在患者手臂外周静脉注入激发后的生理盐水，微气泡一般不会出现在左心系统；而当患者存在肺内血管扩张时，可在右心房显影后 $3\sim6$ 个心动周期后观察到微气泡在左心房显影。

1. 胸部 X 线片

胸部 X 线片（chest X-ray）是一种常见的医学影像技术，通过使用 X 射线来获取胸部内部结构的图像。它具有以下几个优势。①快速和非侵入性：胸部X线片是一种非侵入性的检查方法，不需要将任何仪器插入体内。它通常只需要几分钟的时间即可完成，不会对患者造成太多不便。②应用范围广：胸部X线片在临床上应用非常广泛。它可以用于检测和诊断多种胸部疾病，如肺部感染和炎症、胸腔积液、肺结核、肺气肿、肺癌、肋骨骨折等。此外，胸部X线片还可以用于评估心脏大小和形态，检测心血管病变。③可提供结构信息：胸部X线片能够提供胸部内部结构的图像，包括肺部、心脏、胸廓、肋骨等。这些图像可以用于评估结构的正常或异常，帮助医生检测疾病、定位病变和指导进一步的诊断和治疗。④可实现疗效监测：胸部X线片可用于监测疾病的疗效和病情的进展。例如，在肺炎患者中，通过比较不同时间点的X线片，医生可以评估治疗的效果，判断炎症程度的改善和肺部感染的消退。⑤相对于其他更先进的影像技术，如CT或MRI，胸部X线片的成本较低，更加经济实惠。这使得它成为一种常用的初步筛查和评估工具，特别是在资源有限的医疗环境中。虽然胸部X线片有上述优势，但也有一些限制。它提供的图像较为平面化，无法提供详细的组织解剖和功能信息。对于绝大部分肝肺综合征患者而言，其胸部X线片表现是相对正常的。在少部分患者中，也可能显示为双基底动脉结节或网状结节状阴影，反映弥漫性血管肺扩张或下肺纹理增厚[57,58]。对于个别存在Ⅱ型肝肺综合征的患者而言，在胸部X线片上可能发现与肺动静脉瘘类似的单发或多发结节状影。

2. 超声诊断

超声心动图（CEE）被认为是在肝肺综合征患者中诊断存在肺内血管扩张的金标准。增强超声心动图通常是通过静脉注射微泡进行的，微泡是从搅动的生理盐水中获得的（产生直径$>10\mu m$的微泡）。在正常情况下，微泡被肺毛细血管床（正常范围的毛细血管直径在$8\sim15\mu m$）捕获。在肝肺综合征中，微泡穿过肺循环进入左心房的时机将有助于区分心内分流和肺内分流。在有心内分流的患者中，少量造影剂通常在右侧心腔出现后的一个或两个心动周期内出现在左心系统。然而，由于通过肺循环所需的时间在延迟$3\sim4$个心动周期后，造影剂延迟到达左心房可诊断肝肺综合征。在没有血管异常的情况下，这种现象部分原因为"生理性"肺内分流的存在。在超声心动图增强检测过程中，将从搅动的生理盐水（直径为$10\mu m$）中获得的微泡注入周围静脉。在正常情况下，微泡滞留在肺毛细血管床。然而，在肝肺综合征中，气泡穿过肺循环进入左心腔。微泡到达左心腔的时间可以区分心内水平的肺内分流。为了产生超声可见的微泡，在常规的经胸超声心动图检查中，将搅动的生理盐水注入锁骨下静脉。这些微泡可以在给药后几秒内在右心室中检测到，然后在左心室中出现声学阴影。在给药注射后，左心腔内微泡显影的出现延迟 3～6 个心动周期，则认为患者存在肺内血管扩张，该方法较为简便、微创。超声心动图还可用于评价心脏结构异常、心功能状态并监测肺动脉收缩压，以筛查心功能不全和门静脉高压。在 40%～60%的肝硬化患者中可以发现阳性的对比超声心动图，但没有异常的动脉血气发现，这可能是轻度肺内血管扩张尚不足以改变气体交换的表现。

经食管超声心动图（transesophageal echocardiography，CTEE）是一种新型的超声检查技术，可通过将超声探头插入食管来获取心脏的高分辨率图像。它在心脏诊断和手术导航中发挥着重要的作用。经食管超声心动图最早于 20 世纪 70 年代初期开始应用于临床医学。最初的经食管超声心动图使用的是单晶探头，仅能提供黑白的二维图像。随着超声技术的进步，引入了彩色多普勒成像，使医生能够观察心脏血流动力学的信息。在 20 世纪八九十年代，经食管超声心动图的探头设计得到改进，引入了多晶探头。多晶探头可以提供更好的图像质量和分辨率，使医生能够更清晰地观察心脏结构和功能。随着计算机技术的发展，经食管超声心动图也得到了进一步的改进，引入三维超声心动图技术使医生能够获取心脏的立体图像。这种技术结合了声束扫描和探头位置追踪，能够提供更全面、真实的心脏解剖学信息。经食管超声心动图在临床应用中具有广泛的用途，包括但不限于以下方面。①心脏病诊断：经食管超声心动图可用于评估心脏的结构和功能，检测心脏瓣膜病变、心肌缺血、心肌肥厚等心脏疾病，经食管超声心动图提供的高分辨率图像使医生能够更准确地进行诊断和评估疾病的严重程度。②心脏手术导航：经食管超声心动图在心脏手术中扮演着重要的角色。它可以为心脏手术提供实时的图像指导，帮助医生准确定位和评估手术操作的效果。例如，在心脏瓣膜修复或置换手术中，经食管超声心动图可以帮助医生评估瓣膜功能、规划手术方案并监测手术过程中器械的位置等。

经食管超声心动图虽然具备高分辨率的优点，但由于其有一定的创伤，其应用受到了一定的限制。存在活动性或近期（<15 天）出血的食管静脉曲张被认为是其禁忌证。Khabbaza 等在 1 例男性肝硬化患者中尝试使用经食管超声心动图对肝肺综合征进行诊断，但因该患者食管静脉曲张而无法进行，因此他们使用了右心导管术来更好地确定是否存在心脏或肺分流。该论文作者发现右心导管术检测的肺动脉压为 22～36mmHg，平均为 26mmHg。造影显示没有心内分流，但可见造影剂从肺静脉进入左心房，证实存在肺内分流，并诊断为肝肺综合征。这是第一例通过使用介入导管技术将造影剂直接注入肺动脉而诊断为肝肺综合征的病例。对于有经食管超声心动图禁忌证的患者，这种微创方法可能有助于确定肺内分流和心内分流。早期检测肺内血管扩张可以防止肝移植后病情恶化和高死亡率（经食管超声心动图也被用于排除肝肺综合征的诊断，因为它具有很好的阴性预测

价值）。检查过程中一般需要通过咪达唑仑来让患者保持镇静；为了确保安全，在手术过程中必须实时监测血压和动脉血氧饱和度，因此对手术软硬件环境的要求都相对较高。该检查过程中增强同样采用上肢外周静脉注射 0.9%生理盐水，左心房微泡出现较晚（右心房出现 3 个以上心动周期）间接反映肺内分流。如果在一个或两个心动周期内出现微泡，将被认为是心内分流。经食管超声心动图根据先前修订的分类对左心房的对比效果进行分级：0 级（无）=无微泡；Ⅰ级（极轻度）=罕见的点状微泡；Ⅱ级（轻度）=信号较粗但弥漫的微泡，左心房充盈不全；Ⅲ级（中度）=多个微泡均匀填充整个左心房，强度低于右心房，Ⅳ级（重度）=两个心房之间微泡分布均匀。Valsalva 方法可提高卵圆孔未闭的识别率。经食管超声心动图比常规超声心动图更敏感，因为经食管超声心动图能更清晰地显示肺静脉内的微泡。经食管超声心动图可诊断早期和轻度肺内血管扩张，可观测肺内血管改变的早期阶段。经食管超声心动图的优点是费用较低，不需要镇静，从理论上讲，风险较低，但是对于有严重食管变异的人经食管超声心动图的缺点也十分突出，如患者不适较为明显，大部分患者不愿意接受此类检查，推广难度大。

　　3D 超声心动图（3D echocardiography）是一种新型医学影像技术，利用超声成像原理生成心脏的三维图像。3D 超声心动图的探头包括一个超声波发射器和接收器，以及一组传感器阵列。发射器将超声波发送到心脏，并通过传感器接收回波。这些回波根据时间和强度被转换为图像。在传统的二维超声心动图中，超声波仅沿着一个方向发射和接收，因此只能提供心脏切面的二维图像。而在 3D 超声心动图中，超声波以多个方向发射和接收，形成一个三维图像。这种多方向成像的原理被称为多普勒扫描。目前 3D 超声心动图的应用如下。①心脏结构评估：3D 超声心动图能够提供心脏的三维结构信息，包括心腔、心瓣和心肌的形态和大小。医生可以使用这些图像评估心脏的结构是否正常，检测异常的心脏瓣膜、心肌缺血和心肌肥厚等问题。②心脏功能评估：除了结构信息，3D 超声心动图还可以提供心脏的功能信息。医生可以观察心脏的运动和收缩情况，评估心脏的泵血功能。这对于诊断心脏病和监测病情发展非常重要。③心脏手术规划和导航：3D 超声心动图可以用于规划和导航心脏手术，医生可以在手术前使用 3D 图像来评估手术风险和选择最佳的手术方案。在手术过程中，医生可以使用 3D 图像来指导手术器械的放置和操作。④心脏介入手术：3D 超声心动图对于指导介入性心脏治疗也非常有用。例如，对于心脏封堵术（如房间隔缺损封堵）或心脏起搏器植入，医生可以使用 3D 图像来确保器械的准确放置。目前，3D 超声心动图也被用于肝肺综合征的诊断，其在检测肝肺综合征方面具有高的灵敏度，而且限制条件少。由于基于多个 2D 图像插入 3D 数据集的 3D 超声心动图的精确数据允许医师或研究者进行更详细的心脏参数观测，现有观点认为 3D 超声心动图在慢性肝病患者的肝肺综合征检测中更敏感，可以取代经食管超声心动图，但该结论仍需进一步研究的证实。

3. ^{99m}Tc-MAA 肺灌注扫描

肺内血管扩张的另一种常用检测方法是核素肺灌注核素扫描（即 ^{99m}Tc-MAA 肺灌注扫描），所用材料为 ^{99m}Tc 标记大聚合白蛋白颗粒（Technetium-99m- labeled macro-aggregated albumin particles， ^{99m}Tc-MAA 颗粒）。与经胸部增强超声心动图类似，MAA 颗粒的直径（一般为 20～50μm）大于正常毛细血管直径，在扫描过程中，静脉注射的 ^{99m}Tc-MAA 颗粒可以滞留在健康人的肺部毛细血管中；但在肝肺综合征患者中可通过存在扩张的肺部毛细血管，这些核素标记的 MAA 颗粒经扩张的肺部血管进入体循环，因此可在如脑、肾和脾下游的毛细血管床发现其放射性。通过扫描图像检测全身各部位放射性水平，并计算肺外分流的核素比例，异常的分流比值即可作为肺内血管扩张存在的证据[49]。对大脑和肺中的 ^{99m}Tc-MAA 颗粒进行定量成像可以计算分流程度。^{99m}Tc-MAA 肺灌注扫描可能是经胸部增强超声心动图的补充；更具体地说，^{99m}Tc-MAA 分流程度升高（＞6%）支持肝肺综合征合并内源性肺部疾病血管扩张所致的低氧血症这一表现，这些患者有严重的低氧血症（PaO_2＜60mmHg），而 ^{99m}Tc-MAA 大量分流（＞20%）被认为是严重肝肺综合征（PaO_2＜50mmHg）患者肝移植后高死亡率的重要预测因素。

有研究发现 ^{99m}Tc-MAA 肺灌注扫描诊断肝肺综合征的特异性很高，但敏感性变异很大（20%～96%）[59-61]。有学者认为原因在于 ^{99m}Tc-MAA 分流比的划定中评估者主观性较强，且分界值 6%缺乏代表性，其理由在于 6%这一分界值仅从 3 例肝肺综合征患者和 10 例健康人中推测而出。著者通过整合当前 ^{99m}Tc-MAA 肺灌注扫描诊断肝肺综合征领域 3 篇代表性研究的原始数据发现：重度和极重度肝肺综合征患者中，^{99m}Tc-MAA 肺灌注扫描诊断肝肺综合征的敏感性接近 96%（42/44），而在轻中度患者中仅为接近 24%（5/21）[62]，如图 1-2。因此，不同研究纳入的肝肺综合征患者的严重程度（即 PaO_2 的水平）的差异，可能是各研究中 ^{99m}Tc-MAA 肺灌注扫描诊断肝肺综合征敏感性差异的主要原因。根据以上分析，著者同样认为取自 10 名健康受试者的分流数据得出的分流比分界值 6%并不合理[59, 60, 63-65]。以上分析说明 ^{99m}Tc-MAA 肺灌注扫描在诊断肝肺综合征方面仍有较大的问题需要解决。

1.7.4 肺功能检查

肺功能检查是一种用于评估和诊断呼吸系统健康状况的医学测试方法。它可以测量肺部的容积、气流速度和气体交换功能，用以判断肺是否可完成正常功能，并可用以发现各种肺部疾病，其主要包括以下几种检查项目。

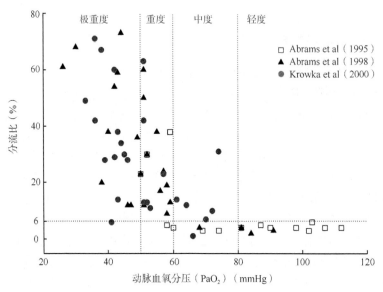

图 1-2　肝肺综合征严重程度（PaO₂）与分流比之间的关系[62]

图中可见大部分轻度（≥80mmHg）和中度（60～80mmHg）肝肺综合征患者分流比低于当前所

使用的分界值（6%）

（1）肺活量检测：这是最常用的肺功能检查方法之一。患者需要深呼吸并尽可能快地将空气吹入一个装有传感器的装置中。该测试可以测量肺活量、呼气流速和肺通气功能。

（2）肺功能试验（lung function test）：这是一组用于评估肺部功能的测试方法，包括测量呼气流速、肺通气量、肺活量和肺部顺应性等指标。这些测试可以提示和鉴别肺部疾病的类型和严重程度。

（3）一氧化碳弥散量（DLCO）测试：这是一种衡量肺部气体交换功能的测试。患者需要吸入低浓度的一氧化碳气体，并在一段时间后呼出。测试过程中测量一氧化碳的浓度变化，从而评估肺部对气体的扩散能力。

（4）体积-时间曲线测试（volume-time curve）：这个测试用于评估患者在不同时间点的呼吸流速和肺容积变化。通过观察呼吸曲线的形状和特征，可以发现肺部功能异常的迹象。这些肺功能检查可以帮助医生诊断和监测各种呼吸系统疾病，如哮喘、慢性阻塞性肺疾病、肺纤维化等。

在肝肺综合征的部分报道中观察到患者出现肺功能异常，但这种发现的特异性很低。无阻塞性或限制性肺疾病时，肝肺综合征患者的总肺活量和呼气流速检测结果均正常。弥散功能障碍通常见于肝肺综合征患者。一项研究报道，18 例肝肺综合征患者中有 15 例 DLCO 低于预测值的 80%。然而，肺活量正常但 DLCO 减少不仅出现在肝肺综合征患者中，也通常见于重度贫血、血管闭塞性疾病和早期间质性肺疾病患者[66]。肺功能测试通常可发现 DLCO 降低[67]。

1.7.5　其他诊断技术

肝肺综合征的其他诊断技术包括肺动脉造影（pulmonary angiography）、电子计算机断层扫描（CT）及一些血液检查指标。

1. 肺动脉造影

肺血管造影曾被认为是诊断和定位肝肺综合征肺血管改变的金标准，既往许多研究认为，它是一种对肝肺综合征肺内血管扩张不敏感的诊断手段，不能作为筛查试验。此外，由于其侵入性的影响，与超声心动图、^{99m}Tc-MAA 肺灌注扫描和胸部 CT 扫描相比，肺血管造影不是诊断肝肺综合征的合适工具。然而，近年大量研究表明，肺动脉造影不但可以检测肺内血管扩张，而且是鉴别 1 型与 2 型肝肺综合征的金标准[67, 68]。McAdams 等通过 10 例肝肺综合征患者肺动脉造影发现，其主要特征性表现有肺部血管海绵状改变（spongy appearance）、远端血管扩张（distal vascular dilatation）、静脉提前充盈（early venous filling）、动静脉畸形（arteriovenous malformations）、胸膜下毛细血管扩张（subpleural telangiectasias）等[38]。然而研究者并不能确定这些影像学表现对诊断肝肺综合征是否有诊断意义。相较于经胸部增强超声心动图及 ^{99m}Tc-MAA 肺灌注扫描，血管造影术检测肺内血管扩张是有创的，因此也未常规用于肺内血管扩张的诊断。

肝肺综合征患者中肺动脉血管造影的发现可分为两类：第一类为动脉相弥漫性肺血管，呈海绵状；第二类为细小离散的动静脉交通血管造影，在肝肺综合征中的诊断和治疗作用非常有限，因为大多数肝肺综合征患者在低氧血症严重时血管造影正常或轻度异常。目前针对Ⅱ型局灶性动静脉瘘的肝肺综合征患者可以通过介入栓塞术进行治疗，实现完全治愈的效果。

肺动脉造影诊断肝肺综合征的技术步骤主要包括：采用猪尾导管，当导管尖端位于肺动脉主干时，行肺动脉造影。血管造影所见可分为两类。Ⅰ型血管造影表现为从轻微到明显的血管造影改变。肺动脉轻度扩张时，血管造影可能看起来正常，或可见弥漫的、细小的"蜘蛛状"分支。肺动脉明显扩张时，弥漫性改变可能表现为"海绵状"或"斑块状"。但不能排除血管扩张过程引起这些血管造影改变的可能性。临床上，部分Ⅰ型血管造影表现患者对吸入纯氧的正常或接近正常的反应很差。Ⅱ型血管造影表现较少见，主要可发现患者个别的血管异常，吸入纯氧后可能只显示有限的改善。事实上，血管表现非肝肺综合征所独有，有时其与多发性动静脉畸形类似。然而，这些患者对纯氧没有反应，大多数肝肺综合征患者即使在低氧血症严重的情况下，也可出现正常的血管造影或 I 型血管造影表现。因此，既往的血管造影术对肝肺综合征的诊断和治疗作用相对有限。本书后续提出的基于肺动脉造影的肺通过时间则可利用其绕开心内结构的优势，实现对肺内血管扩张的定量分析，具有一定的诊断价值，详见第 2 章。

2. 电子计算机断层扫描

CT 利用 X 射线和计算机技术创建详细的横断面图像，以获取人体内部结构的详细信息。CT 广泛用于诊断和监测各种疾病，并在医学领域中得到广泛应用。CT 装置包括一个旋转的 X 线机和一个患者平台。患者被放置在平台上，并通过扫描环旋转进入一个环形结构中。在扫描过程中，X 线机和患者平台一起旋转，同时发射多个 X 线束通过患者身体。这些 X 线束通过患者的组织后，被接收器捕捉到，并传输给计算机进行处理。计算机对接收到的 X 线信息进行重建，生成横断面图像。这些图像显示了身体的不同解剖结构，如脑部、胸部、腹部、骨骼等。CT 图像可以提供高分辨率的详细信息，使医生能够观察和评估内部结构，发现病变、损伤或异常。

CT 可以用于诊断和评估多种疾病，下面是 CT 在肺部疾病诊断中的一些常见应用。

（1）肺癌诊断：CT 是肺癌最常用的诊断工具之一。它可以帮助检测肺部肿块、结节或肿瘤，并评估其大小、位置和扩散程度。通过 CT 结果医生可以确定肿瘤的性质（恶性或良性）、分期并指导制订治疗方案。

（2）肺部感染和炎症：CT 可以显示肺部感染和炎症的征象，如肺炎、肺脓肿、支气管炎等。它可以揭示病变的位置、大小、密度和扩展程度，有助于医生确定炎症的原因并指导适当的治疗。

（3）阻塞性肺疾病评估：CT 在评估阻塞性肺疾病和其他慢性阻塞性肺疾病的程度和类型方面非常有用。它可以显示肺部气道扩张、肺组织破坏和肺气肿的情况，并帮助医生确定疾病的严重程度和管理策略。

（4）肺纤维化和间质性肺疾病：CT 对于评估肺纤维化和其他间质性肺疾病的程度和类型也非常重要。它可以显示肺部纤维化和瘢痕组织的分布、密度和扩展程度，有助于诊断和监测疾病进展。

（5）血管疾病评估：CT 肺动脉造影（CTPA）是一种常用的检查方法，用于评估肺血管疾病，如肺栓塞。它可以显示肺动脉及其分支的血流情况，帮助检测血栓形成和血管阻塞。

最近一些研究发现胸部 CT 上观察到的扩张程度与气体交换异常的严重程度相关，而且这种方法侵入性较小，提示胸部高分辨率计算机断层扫描（high resolution CT scan，HRCT）在评估肝肺综合征的存在和严重程度方面具有潜力。考虑到肝肺综合征的特点和内源性心肺疾病的鉴别诊断，CT 对其他肺内疾病的鉴别也有价值。在患者诊断为肝肺综合征之前，应考虑固有心肺疾病的风险因素（如吸烟、接触二氧化硅、石棉或煤尘引起的职业病，以及与固有肺部疾病相关的肝病）。与肺血管造影类似，肝肺综合征患者可以根据 CT 或 CT 血管造影的表现分为两种类型：Ⅰ型弥漫性，其微小的弥漫性毛细血管扩张，呈蜘蛛状、海绵状或弥漫性分布；Ⅱ型局灶性、间歇性，部分大型动静脉畸形或交通支形成或孤立肿块。对于肝肺综合征患者，高分辨率胸部 CT 比血管造影具有更低的侵入性。一些研究证实，CT 观察到的扩张程度与气体交换异常的严重程度相关。此外，由于肝肺综合征筛查不仅对那些被诊断为呼吸困难但没有固有心肺疾病风险的患者，而且对那些考虑外科肝移植术的患者，都是非常经济、高效的。肝肺综合征和门脉性肺动脉高压（POPH）的鉴别 CT 诊断尤其重要，因为有很高的临床价值，这些疾病的存在会显著影响治疗策略的选择。

HRCT 指通过薄层或超薄层（<1.5mm）、大矩阵（512×512）、骨算法和小视野图像重建，从而获得极高组织细微结构空间分辨率的一种 CT 扫描方法，用于获取关于胸部内部结构的详细信息。与传统 CT 相比，HRCT 在以下方面有着显著的优势。①解剖学细节：HRCT 可以显示胸部内的解剖结构，包括肺部、支气管、心脏、大血管、胸腔和其他相关组织，有助于医生检测病变、肿块、结石等。②三维图像：CT 可以生成三维图像，有助于医生更好地了解器官的结构和关系，以便更准确地诊断。③病变检测：HRCT 可以非常敏感地检测病变，甚至可以检测到微小的异常改变，如肺结节。④血管成像：HRCT 也可以用于血管成像，帮助医生评估血管的通畅性和异常。⑤放射剂量控制：随着技术的进步，现代 HRCT 设备可以通过优化扫描参数和使用较低的放射剂量来减少患者接受的 X 线辐射。⑥快速扫描：HRCT 通常比传统的影像技术更快，这对于需要紧急诊断的情况非常有用。有研究者发现，HRCT 评估的肺微血管扩张程度与气体交换异常的严重程度呈正相关，提示可用于量化肺内血管扩张[69]。Suga 等发现肝肺综合征患者肺内分流的典型 CT 表现为胸膜下网状结节影和（或）肺底血管扩张[70]。此外，HRCT 可以很容易地将阴影与肺纤维化或肺气肿区分开来，以上发现说明 HRCT 在肝肺综合征的诊断中具有潜在的应用价值。

3. 血液指标

Horvatits 等发现肝肺综合征患者 vWF-Ag 水平明显高于非肝肺综合征患者，

vWF-Ag 改变与肝肺综合征患者气体交换异常密切相关[71]。此外，在结合性别、年龄、肝静脉压力梯度和 MELD 评分分析后，发现 vWF-Ag 是肝肺综合征的独立预测因子，虽然特异度仅为 53.5%，但其灵敏度达 100%。因此，该论文作者认为 vWF-Ag 可能是一种实用的筛查工具，可用于肝肺综合征的早期阶段筛查，但仍需进一步研究证实。此外，Raevens 等发现血管生成相关血清因子血管细胞黏附分子 1（VCAM 1）和细胞间黏附分子 3（ICAM 3）可能是预测肝肺综合征的潜在生物标志物，其曲线下面积（AUC）为 0.99，阴性预测值为 100%[72]。内皮细胞的增殖可能通过血管生成在肝肺综合征的发病中发挥重要作用。综上所述，联合测量这些血清生物标志物的水平可能是检测肝肺综合征的一种筛选手段，但这些生物标志物在诊断肝肺综合征方面的效果应该在更大的患者群体中得到验证。

1.7.6　鉴别诊断

呼吸困难是肝肺综合征患者的主要症状，但也是呼吸系统疾病的常见临床表现，可能由多种原因引起。鉴别诊断呼吸困难需要综合考虑患者的病史、临床表现、体格检查和相关的辅助检查。以下是一些可能导致呼吸困难的常见疾病及其鉴别诊断。①支气管哮喘：呼气时气道狭窄引起的阻塞性呼吸困难。症状通常会有喘息、咳嗽和胸闷，其对支气管舒张药物有反应。②慢性阻塞性肺疾病：由吸烟或长期暴露在有害气体中引起的气流受限性疾病。患者常有长期咳嗽、咳痰，活动时出现进行性呼吸困难。③肺部感染：肺炎或其他细菌、病毒感染导致的呼吸困难，伴随咳嗽、发热、胸痛等症状。④肺栓塞：肺动脉或其分支的血栓导致的急性呼吸困难，伴随胸痛、咳嗽、咯血、心率加快等症状。⑤心力衰竭：心脏泵功能减弱导致的呼吸困难，患者常有水肿、乏力、心悸等症状。⑥肺纤维化：肺组织纤维化导致肺容积减少和弹性下降，引起进行性呼吸困难。⑦胸腔积液：胸腔内积聚的液体可以压迫肺部，导致呼吸困难。⑧肺肿瘤：肺癌等肿瘤可以占据肺部空间，压迫气道或血管，导致呼吸困难。此外，还有其他疾病如焦虑症、肺动脉高压、胸廓畸形等也可能导致呼吸困难。下文详细介绍几种与肝肺综合征难以鉴别的疾病。

1. 门脉性肺动脉高压

肝肺综合征和门脉性肺动脉高压（portopulmonary hypertension，POPH）同为肝脏疾病引发的肺部并发症，但门脉性肺动脉高压在肝硬化患者中相对罕见。门脉性肺动脉高压的存在同样也会增加肝病患者的发病率和死亡率。门脉性肺动脉高压是在肝硬化或门静脉高压症患者中发生的一种肺动脉高压，它的特点是肺动脉压力升高，导致肺血管收缩和肺血管阻力增加，最终导致右心室负荷增加和心力衰竭。门脉性肺动脉高压的发病机制尚不完全清晰，但主要考虑与门静脉高压引起的肝功能不全和肝血流动力学改变有关，在门静脉高压的患者中，由于门静脉和肝静脉的阻力增加，血液会通过侧支循环进入肺循环，导致肺血管扩张和肺动脉内皮细胞的异常功能。这些改变会导致肺血管收缩、增生和血栓形成，进而引起肺动脉高压的发生和发展。

在诊断门脉性肺动脉高压时，患者的症状细微而难以发现，通常表现为无症状。运动性呼吸困难是门脉性肺动脉高压最常见的首发症状，随着疾病的进展，易疲劳、胸痛、周围水肿、晕厥和静息呼吸困难可能会发展，患者在进行体力活动时往往易疲劳、乏力，并且无法维持正常的运动能力。此外，患者可能有乏力、心悸、晕厥、胸痛和水肿等症状。

严重者可用放射学方法检出明显的主肺动脉或心脏增大。门脉性肺动脉高压患者的心电图异常包括右心房增大、右室肥厚、电轴右偏和（或）右束支传导阻滞。肺功能检查可显示肺容量、用力肺活量和 DLCO 减少。在门脉性肺动脉高压中，动脉血气分析（ABG）多表现为呼吸性碱中毒加重，$P(A-a)O_2$ 升高，伴有轻度低氧血症。

门脉性肺动脉高压的定义由欧洲呼吸学会共识小组提出，主要根据右心导管术期间测量的血流动力学参数进行定义，这些参数包括平均肺动脉压>25mmHg，肺血管阻力（PVR）>240dyn·s/cm⁵。治疗 POPH 的目标是减轻症状、延缓病情进展和提高生活质量。治疗方法包括药物治疗、氧疗、体力活动适应性训练和器官移植等。药物治疗常包括血管扩张剂、内皮素受体拮抗剂和磷酸二酯。

2. 遗传性出血性毛细血管扩张症

遗传性出血性毛细血管扩张症（hereditary hemorrhagic telangiectasia，HHT）又称 Osler-Weber-Rendu 综合征，是一种罕见的遗传性血管发育异常疾病。该病以毛细血管扩张和异常血管形成为特征，导致局部血管脆弱，易出血。遗传性出血性毛细血管扩张症通常是由遗传基因突变引起的，其中最常见的突变是 *ENG* 基因（编码内皮素受体）和 *ACVRL1* 基因（编码活性素受体样激酶 1）。这些基因突变会导致血管发育和维持的异常，进而引发血管扩张和异常血管形成。遗传性出血性毛细血管扩张症的主要临床特征包括：皮肤、口腔、鼻腔、消化道和其他黏膜处形成可见的扩张毛细血管病变，称为毛细血管扩张病灶或血管瘤。这些病灶容易破裂，导致周期性鼻出血、消化道出血和其他部位出血；异常血管形成可以在内脏器官中出现，如肺、脑和肝脏，导致动脉-静脉畸形（AVM）。这些动脉-静脉畸形可能导致血流分流、缺氧和器官功能障碍；遗传性出血性毛细血管扩张症通常具有家族遗传性，患者家族中可能存在多个患者；除了上述主要特征外，遗传性出血性毛细血管扩张症还可能伴随其他症状和并发症，如肺动脉高压、脑卒中、肾脏病变等。

遗传性出血性毛细血管扩张症的诊断主要基于临床表现、家族史和特定的诊断标准。辅助检查如造影、遗传基因检测、鼻窦 CT 等可以用于支持诊断和评估病情。Curacao 标准的临床特征可用于遗传性出血性毛细血管扩张症的诊断。这些临床特征包括：自发性复发性鼻出血；嘴唇、口腔、指尖或鼻子的毛细血管扩张；胃肠道、肺、脑、肝脏或脊柱的动静脉畸形；一级亲属的遗传性出血性毛细血管扩张病史。如果符合上述 3 个临床特征，则患者可明确诊断；有 2 个临床特征，患者被认为有可疑疾病。治疗方面，遗传性出血性毛细血管扩张症的治疗目标主要是控制出血、管理并发症和提供支持性治疗。常见的治疗方法包括局部止血、药物治疗、介入治疗和手术治疗。

3. 房间隔缺损

房间隔缺损是一种常见的先天性心脏疾病，指心脏中心房间隔（右心房和左心房之间）存在异常开放或缺损。这种缺损使得氧气富集的血液从左心房流向右心房，导致血液在心脏内部发生混合，最终引起心脏的过度负荷和可能的其他并发症。房间隔缺损可分为多种类型。①继发孔型：是最常见的房间隔缺损类型，也称为卵圆孔未闭。在出生时，心脏中的卵圆孔应该闭合，但在房间隔缺损患者中，卵圆孔没有完全关闭，导致氧气富集的血液从左心房流向右心房。②移行性孔型：这种类型的房间隔缺损在婴儿时期可能没有明显的缺损，但随着年龄的增长逐渐发展为较大的房间隔缺损。③骨化缺损型：是一种罕见的房间隔缺损类型，其心脏的房间隔部分骨化，形成一个缺损。房间隔缺损的症状和严重程度因缺损的大小和位置而异，一些小的房间隔缺损可能不会引起任何症状，而较大的缺损可能导致呼吸困难、心悸、易疲劳和体力活动耐力下降、体重不增长（婴儿和儿童）、乏力和晕厥。大多数患者在儿童时期的大部分时间都没有症状，即使是那些从左到右的大分流患者也可能到成年才会有明显的症状，因此临床最常见的是患者因心脏杂音或胸部 X 线片或心电图的异常发现而进行超声心动图才意外诊断该疾病。在呼吸急促、体重增加缓慢或反复呼吸道感染的婴儿中很少发现孤立性房间隔缺损，在这种情况下，应该仔细寻找相关的非心脏的其他异常和肺动脉高压。在体检中，大多数患有孤立性房间隔缺损的年轻或成年患者几乎都是无症状的；但大部分有较大缺损的成人患者会出现许多症状，包括易疲劳、运动耐量不足、心悸、晕厥、呼吸急促、周围水肿、血栓栓塞症和发绀。房间隔缺损出现右心衰竭的情况较为少见，但在合并有肺动脉高压的成年人中亦可遇到。

房间隔缺损的诊断通常通过体格检查、心电图、心脏超声和其他影像学检查来确定。心前区触诊常可以发现异常特征。此外听诊第二心音特征可有广泛分裂，不伴有呼吸变异。第二心音的强度与肺动脉压相对应，响声提示肺动脉高压。在左胸骨上缘的肺区，通常可听到柔软的收缩期射血杂音。左下胸骨舒张期隆隆声对应通过三尖瓣的血流增加。心尖部全收缩期血流杂音提示二尖瓣反流，应怀疑原发房间隔缺损或二尖瓣脱垂。治疗房间隔缺损的方法包括药物治疗和手术修复。对于较大和症状明显的房间隔缺损，常需要进行手术修复或经导管介入治疗，以封闭房间隔缺损，恢复正常的心脏功能。早期诊断和治疗可以帮助预防并发症的发展，并提高患者的生活质量。

1.7.7　肝肺综合征的严重程度分级与分型

肝肺综合征可以根据吸入空气时 PaO_2 水平分 4 种程度。①轻度，$PaO_2 \geq$ 80mmHg；②中度，PaO_2 60～79mmHg；③重度，PaO_2 50～59mmHg；④极重度，$PaO_2 <$ 50mmHg[73]。根据肺动脉造影结果是否发现动静脉瘘而将肝肺综合征分为两型。①Ⅰ型肝肺综合征：无明显肺动静脉瘘。②Ⅱ型肝肺综合征：有明显肺动静脉瘘[59, 74]。

1.8　治　疗　方　法

目前肝肺综合征的治疗手段仍然有限，其主要治疗方式可以分为以下四大类。①吸氧：虽然还没有研究评估补充氧疗的生存益处，但许多研究报道称，吸氧对患有肝肺综合征的低氧血症患者是有用的。然而需要注意的是，Ⅱ型肝肺综合征与常见的动静脉畸形十分类似，这些患者对吸氧治疗常缺乏明显反应。除此以外，一些病例报道中描述了一些其他可能有益于治疗肝肺综合征的治疗措施，包括吸入前列环素衍生物或应用慢性美沙酮、L-精氨酸甲酯等，这些药物的作用仍需要进一步大样本研究的证实。②药物治疗：多种药物已经在动物实验和人体中进行了研究，但还没有明确有效的肝肺综合征治疗药物。靶向药物索拉非尼、己酮可可碱、吸入一氧化氮（NO）、生长抑素、阿司匹林、诺氟沙星、槲皮苷、霉酚酸酯和帕罗西汀都在临床试验中进行了探索，但没有发现明显的疗效。亚甲蓝、胎盘生长因子、内皮素受体拮抗剂及大蒜在动物实验中证明对肝肺综合征有益，但尚缺乏适当的人类的临床试验，距离临床推广仍有一定距离。③介入治疗：有大量个案报道成功通过经颈静脉肝内门体分流术（TIPS）降低肝肺综合征患者的门静脉压力，缓解了患者的缺氧症状，然而由于缺乏大型临床系列或随机对照试验，在肝肺综合征中应用 TIPS 来降低门静脉高压和改善氧合仍然存在争议；其次是通过肺内血管栓塞术对存在的局部动静脉瘘进行栓塞，此治疗仅适用于少量存在显著局部动静脉瘘的患者。如前所述，肝肺综合征患者的肺血管造影表现为两种类型，Ⅰ型（弥漫性）和Ⅱ型（局灶性）。Ⅰ型可细分为以正常血管或细小弥漫性蜘蛛样血管异常为特征的"微小"型和以弥漫性海绵状或斑点状外观为特征的"进展"型。Ⅱ型较少见，以局灶动静脉交通为主。具有"进展"Ⅰ型和Ⅱ型肺血管造影表现的肝肺综合征患者对吸氧的反应可能较差（PaO$_2$＜300mmHg）。在这种情况下，后一类患者可以考虑血管栓塞术，因为Ⅱ型肺血管造影表现的病变是不可逆的，患者可能有脑血栓和（或）脓肿的风险。如病例报道所示，Ⅰ型肺血管造影表现的病变也可以成功地进行血管栓塞术，随后 PaO$_2$ 显著增加。然而遗憾的是，能够通过局限性栓塞术实现疗效提升的重度或极重度肝肺综合征患者仍十分有限。④肝移植仍是治疗肝肺综合征的唯一公认有效的治疗方法。根据文献报道，80%以上的肝肺综合征患者接受肝移植治疗后气体交换异常完全消失。目前认为活体肝移植和心脏死亡供体肝移植对治疗肝肺综合征都是有效的。

1. 索拉非尼（sorafenib）

索拉非尼是一种口服多靶点酪氨酸激酶抑制剂，广泛用于治疗多种类型的癌症，尤其是肾细胞癌和肝细胞癌。索拉非尼的作用机制是抑制多个信号通路和靶点，其在人体内的主要作用机制如下。①抑制肿瘤血管生成：索拉非尼可以抑制血管内皮生长因子受体（VEGFR）和 PDGF 受体的活性，从而抑制肿瘤新生血管的形成和生长，减少肿瘤的血液供应。②抑制肿瘤细胞增殖：索拉非尼还可以抑制肿瘤细胞中的 Raf 激酶家族，特别是 B-Raf 和 C-Raf 激酶。这些激酶在细胞生长、增殖和存活过程中发挥关键作用，其异常活化与多种癌症相关。③诱导肿瘤细胞凋亡：索拉非尼可以通过调节凋亡相关蛋白如 Bcl-2、Bax 和 caspases 等，促进肿瘤细胞凋亡（程序性细胞死亡），从而抑制肿瘤的生长和扩散。索拉非尼的多靶点作用使其能够同时干扰肿瘤细胞和肿瘤血管的生长和存活，从而发挥抗肿瘤作用。目前，索拉非尼主要被用于治疗肾细胞癌和肝细胞癌，而其对肺部血管扩张的疗效并不是其主要适应证。尽管索拉非尼对肺部血管扩张的疗效不是其主要治疗目标，但它可能对一些与血管相关的肺部疾病产生一定影响。例如，索拉非尼在一些临床研究中被用于治疗肺动脉高压（pulmonary arterial hypertension，PAH），这是一种罕见但严重的肺血管疾病。索拉非尼可以通过抑制血管内皮生长因子受体的活性，减少肺血管收缩和肺动脉压力的升高，从而缓解肺动脉高压症状。对于其他肺部血管扩张疾病（如肺血栓栓塞症等），索拉非尼的疗效和安全性尚未得到充分研究和证实。在动物实验中 Hennenberg 等发现，索拉非尼治疗可使肝硬化大鼠的血压降低 25%，并能显著改善肝损伤和肝纤维化。此外，在他们的研究中，索拉非尼诱导部分门静脉结扎（PPVL）大鼠内脏新生血管减少约 80%，门体侧枝血管减少 18%[75]。此外，索拉非尼治疗 CBDL 大鼠已被证明降低门脉压力，同时减少肝脏 R110 激酶的表达和 Rho 激酶介导的肝内血管收缩。索拉非尼还可降低与肝肺综合征发病机制相关的多种分子的表达水平，包括肿瘤坏死因子-α、血管内皮生长因子受体-1、血管内皮生长因子受体-2、转化生长因子 B、环氧合酶 l 和参与细胞增殖、纤维化、组织重塑、炎症和血管生成途径的多种基因的 mRNA 水平[76]。Chang 等提示索拉非尼能改善胆总管结扎（CBDL）诱导的肝硬化大鼠的肝肺综合征，并通过实验认为索拉非尼抑制肺内分流的作用很可能是通过阻断血管内皮生长因子/血管内皮生长因子受体-2/Akt 通路而抑制肺血管生成[77, 78]。

　　基于以上机制发现，Fallon 教授等在 7 个中心发起了一项随机、双盲、安慰剂对照的平行试验，研究旨在确定索拉非尼对肝肺综合征患者[P(A-a)O_2]的影响，该研究将 28 名肝肺综合征患者按 1∶1 的比例随机分配到每天口服索拉非尼 400mg 组或相匹配的安慰剂组。结果发现，与安慰剂组相比，索拉非尼组）在术后 3 个月内 P(A-a)O_2 中位数没有统计学显著性变化差异。此外，两组在肺内分流程度方面也没有差异。最终，Fallon 教授等认为使用索拉非尼 3 个月在肝肺综合征患者中并未改善其 P(A-a)O_2 或生活质量，需要研究替代的抗血管生成治疗药物或针对其他相关通路新型治疗方法。综上所述，针对血管新生的靶向药物索拉非尼未体现出针对肝肺综合征的明显疗效，其他如仑伐替尼、瑞戈非尼等药物是否有相应疗效仍不得而知，需要进一步研究证实。

2. 己酮可可碱（pentoxifylline，PTX）

　　己酮可可碱是一种非特异性的磷酸二酯酶抑制剂，可以非特异性地抑制肿瘤坏死因子-7；它还具有抗炎作用，包括抑制单核细胞趋化蛋白-1、巨噬细胞抑制蛋白-1、白介素-6 和白介素-8，减少黏附分子的表达，减少中性粒细胞的活化和增殖。己酮可可碱已被广泛用于外周血管疾病，包括间歇性跛行和血管性痴呆。在己酮可可碱治疗肝肺综合征的实验中发现，己酮可可碱有两方面的作用：对 i-NOS 的抑制作用导致一氧化碳的产生减少，以及对血管生成的抑制作用。在一项动物实验中，将己酮可可碱预防性应用于 CBOL 诱导的大鼠肝硬化模型，发现给予己酮可可碱可预防大鼠肝肺综合征的发生，且己酮可可碱组大鼠血中肿瘤坏死因子-α 浓度和 i-NOS 表达显著降低。另一项研究表明，在大鼠 CBOL 后 2 周给予己酮可可碱可改善肝肺综合征和肺气体交换，经己酮可可碱治疗后，大鼠肺组织 NOS 活性降低、肺内皮细胞内皮素-B 受体下调、肺组织 Akt 活性逆转、肿瘤坏死因子-α 部分逆转，说明血管生成和肺微血管增多在肝肺综合征发病机制中的关键作用是通过激活 VEGF-A 途径。己酮可可碱通过减少肺微血管数减少了单核细胞的浸润，下调了 VEGF-A 的表达。尽管己酮可可碱在动物模型中有这些有益的影响，但在人体中未得到相应阳性的结果。Gupta 教授等[79]在一项旨在评估己酮可可碱在肝硬化和晚期肝肺综合征的患者中疗效和耐受性的研究中，纳入了 9 名年龄在 55 岁左右的成年肝硬化患者，其中 67% 为女性。最后发现患者对己酮可可碱的耐受程度较差，仅 1 例患者完成了全剂量疗程。而在 7 例患者的随访过程中，PaO_2 及 $P(A-a)O_2$ 并未发生显著变化。因此，己酮可可碱可能并非一种能够有效治疗肝肺综合征的药物。

3. 亚甲基蓝（methylene blue）

亚甲基蓝因其对一氧化氮诱导的血管扩张的抑制作用，在医学上被用于内镜检查造影剂、联合麻醉，以及治疗氰化物中毒、血管麻痹综合征、感染性和创伤性休克等疾病。亚甲基蓝的血管收缩抑制作用是通过抑制一氧化氮对可溶性鸟苷环化酶的激活而实现的。动物实验表明，亚甲基蓝能有效改善 CBDL 大鼠的 PaO_2 和 $P(A-a)O_2$，并在病理上减少了肺泡毛细血管的增殖和血管生成[80]。1994 年首次将亚甲基蓝成功用于治疗 1 例酒精性肝硬化患者[81]。在该报道中，患者静脉注射亚甲基蓝（每千克 3mg）后，患者的血氧分压和血氧饱和度显著改善。之后，Schenk 等对 7 名肝肺综合征 28 患者静脉注射亚甲基蓝（每千克 3mg）也发现了一定的疗效[82]。他们还报道发现亚甲基蓝有降低心输出量、肺动脉压和增加全身血管阻力和肺血管阻力等方面的作用。另有研究者报道了 1 例肝硬化和肝移植后肝肺综合征患者使用亚甲基蓝改善肺气体交换和撤除呼吸机，他们得出结论，亚甲基蓝可用于改善低氧血症和减少肝移植后的并发症。在这些研究中，亚甲基蓝改善肝肺综合征的作用可能归因于其对 NOS 活性的抑制和随后 NO 的减少，而NO 是一种强有力的肺血管扩张剂[83-85]。此外，亚甲基蓝已被证明可以改善血管生成，而血管生成正是肝肺综合征的另一个主要机制，说明亚甲基蓝可能是通过抑制 VEGF 和血小板衍生生长因子（PDGF）依赖的途径发挥作用。需要注意的是，目前仍缺乏还随机化、设置对照的临床试验来确证亚甲基蓝在肝肺综合征患者中的应用价值。

4. 诺氟沙星（norfloxacin）

诺氟沙星是一种广谱抗菌药物，属于氟喹诺酮类抗生素。它对多种细菌具有抗菌活性，特别是对革兰阴性菌有较好的覆盖范围。以下是诺氟沙星的一些常见临床应用：尿路感染包括膀胱炎、尿道炎和肾盂肾炎等；上呼吸道感染，如某些革兰阴性菌如 *Haemophilus influenzae* 和 *Moraxella catarrhalis* 等；由致病菌引起的非重症腹泻，如旅行者腹泻和食物中毒，诺氟沙星可以减少致病菌的数量，缩短腹泻持续时间；细菌性结膜炎，通过局部治疗方式对由细菌引起的结膜炎，包括细菌性结膜炎和角膜炎起到治疗作用。

菌群移位，即肠道细菌在体内的传播，是肝硬化中一种公认的现象，由于肠道黏膜破坏而发生功能障碍和受损。菌群移位可影响肺部的组织病理变化，对肝肺综合征的发生有潜在影响。在肝硬化发生后，正常情况下由肝脏中的库普弗细胞滤过的细菌内毒素可以不经滤过进入肺组织。肺内的巨噬细胞为了补偿肝细胞损失的清除活性，开始分泌多种细胞因子和一氧化氮。由于肺巨噬细胞中一氧化氮合酶的过度表达，肝硬化大鼠肺血管中的一氧化氮合成增加。这些理论引出了这样的推测：通过抑制一氧化氮合成来治疗肠道细菌过度生长可能有助于防止细菌移位，从而控制肝肺综合征。诺氟沙星作为一种对抗革兰氏阴性细菌的活性喹诺酮类抗生素，具有防止细菌易位的潜力，因此一直是治疗肝肺综合征的候选药物。一项动物研究表明，诺氟沙星在减少 CBDL 结扎的肝硬化大鼠肺内细菌移位、减少肺巨噬细胞和降低一氧化氮合酶活性方面有疗效。他们得出结论，诺氟沙星治疗可以改善肝肺综合征的严重程度，可以在人体试验中进行进一步观察。Anel和 Shegren 报道了一名肝肺综合征患者在口服诺氟沙星（400mg，每天 2 次）后在相关情况得到了改善。然而，诺氟沙星（400mg，每天 4 次，持续 1 个月）的探索性随机临床试验没有显示出对肝肺综合征合并肝硬化的患者有任何改善，该作者考虑肝肺综合征的病理生理变化正如在动物实验中发现的一样是可以预防和改善的，但在人类中可能是不可逆的。尽管这项试验的结果是否定的，诺氟沙星的抗菌治疗仍被认为是需要更大规模的多中心随机试验对其疗效进行进一步验证。

5. 大蒜（garlic）

大蒜是一种古老的草药，被认为具有一些药物作用。以下是大蒜的一些药物作用。①抗菌作用：大蒜含有一种称为"大蒜素"的活性成分，具有广谱抗菌和抗真菌作用。它可以抑制多种细菌和真菌的生长，包括一些常见的致病菌，如大肠杆菌和白色念珠菌。②抗氧化作用：大蒜富含抗氧化物质，如硒和维生素 C，以及多种具有抗氧化活性的化合物。这些化合物可以帮助减少自由基的形成，降低氧化应激，从而保护细胞免受损害，并对预防心血管疾病和某些癌症具有潜在益处。③降低胆固醇：大蒜中的活性成分可以降低总胆固醇和低密度脂蛋白胆固醇（坏胆固醇）的水平，同时升高高密度脂蛋白胆固醇（好胆固醇）的水平。这种作用有助于降低心血管疾病的风险。④降血压作用：一些研究表明，大蒜可以降低高血压风险和血压水平，大蒜中的一些成分能够松弛血管、促进血流，从而实现降低血压的作用。⑤免疫调节：大蒜被认为具有一定的免疫调节作用，可以增强机体的免疫功能，提高抵抗力，并对预防感冒和其他呼吸道感染有所帮助。

在肝肺综合征中使用大蒜的第一个报道是在 1992 年，一位 60 岁的肝硬化妇女在每天服用大蒜粉一次或两次治疗后，她的口唇发绀和血氧饱和度出现了显著改善。1998 年 Gary A. Abrams 教授等在 15 名肝肺综合征患者中进行了一项前瞻性、开放标签、非对照的探索性研究，患者每天服用大蒜粉胶囊，持续至少 6 个月，并每 4～8 周测定一次动脉血气，在室内空气中同一位置，并报告主观呼吸困难转换指数；研究最后观察到使用大蒜胶囊可以改善肝肺综合征。完成疗程后，动脉血氧分压显著改善，临床症状主观症状明显减少。最近发表的另一项随机临床试验证实了大蒜胶囊改善肝肺综合征的有益效果。在这项研究中，口服大蒜胶囊治疗 18 个月的肝硬化患者导致 2/3 的患者的动脉血氧分压、肺泡-动脉氧分压差改善和肝肺综合征逆转[86]。Binay 等通过一项随机对照试验对 41 例肝肺综合征患者进行了随机分组，探讨口服大蒜对高血压综合征患者动脉血气指标、总体发病率和病死率的影响。其中 21 例患者进入口服大蒜补充剂组、20 例肝肺综合征患者被随机分入安慰剂组，并在 9～18 个月的时间内每个月进行评估，研究发现补充大蒜 9 个月后可使基础动脉血氧水平增加 24.66%（$P<0.001$），而安慰剂组仅增加 7.37%（$P=0.02$）。在服用大蒜的高血压患者中，肺泡-动脉氧分压差下降了 28.35%（$P<0.001$），而安慰剂组仅下降了 10.73%（$P=0.12$）；服用大蒜的患者与服用安慰剂 9 个月后的患者相比，动脉血氧分压显著升高（$P<0.001$），肺泡-动脉氧分压差显著降低（$P<0.001$），应用大蒜的 21 名患者中有 14 名（66.67%）观察到肝肺综合征逆转，而应用安慰剂的 20 名患者中有 1 名（5%）观察到此现象。接受大蒜补充的 21 名患者中有 2 名在随访期间死亡，相比之下，服用安慰剂的 20 名患者中有 7 名死亡。该论文作者最后得出结论：补充大蒜可能有利于肝肺综合征患者肺内分流的逆转，改善低氧血症和降低死亡率。尽管有这些有利的结果，但大蒜治疗肝肺综合征的潜在机制尚未阐明。与上述理论相矛盾的是，大蒜被报道可导致一氧化氮合成增加，并诱导肺血管扩张，因此理论上会恶化肝肺综合征。有学者认为其原因在于大蒜疗法中通过均匀的血管扩张，导致肺血流重新分布到肺的中部和顶端，改善了肝肺综合征患者的通气/灌流比；另一个可能的机制是大蒜的抗血管生成特性。

6. 霉酚酸酯（mycophenolate mofetil）

霉酚酸酯是一种广泛使用的中枢神经系统刺激剂，常用于治疗注意力缺陷多动障碍和嗜睡症（narcolepsy）。它的作用机制主要涉及以下几个方面。①多巴胺再摄取抑制：霉酚酸酯通过抑制多巴胺转运体的活性，阻止多巴胺从突触间隙回收至神经元内部，这导致多巴胺在突触间隙中的浓度增加，增加多巴胺与受体的结合，从而增强多巴胺信号的传递。多巴胺系统在注意力、情绪调节和运动控制等方面发挥着重要作用。②去甲肾上腺素再摄取抑制：霉酚酸酯还可以抑制去甲肾上腺素转运体，减少去甲肾上腺素的再摄取，增加其在突触间隙中的浓度。这也对注意力和情绪调节等方面具有影响。③中枢兴奋作用：由于其对多巴胺和去甲肾上腺素转运体的抑制作用，霉酚酸酯增加了多巴胺和去甲肾上腺素的浓度，从而在中枢神经系统中产生兴奋作用，可以改善注意力、增加警觉性和抑制过度活动等症状。

霉酚酸酯的确切药物机制尚不完全清楚，并且在不同个体中可能存在差异。在内皮啮齿动物细胞中，细胞因子（肿瘤坏死因子-α、干扰素-γ）诱导的 NO 产生途径可被霉酚酸酯阻断。通常 i-NOS 的调节主要是转录调节，然而霉酚酸酯通过抑制依赖于肌苷单磷酸脱氢酶的 i-NOS 辅因子四氢生物蝶呤的合成来调节内皮细胞上 i-NOS 的酶活性。它还通过抑制 i-NOS 转录因子 IRF-1 的表达，阻断成纤维细胞中 i-NOS 基因的鸟苷核苷酸依赖性表达来抑制 NO 的产生。此外，霉酚酸酯还可以通过干扰干扰素-γ 信号来抑制 i-NOS 的表达。所有上述霉酚酸酯效应在啮齿动物成纤维细胞中都有明显的表现，但在巨噬细胞中却没有表现。霉酚酸酯也是成纤维细胞和内皮细胞增殖和迁移/侵袭的有效抑制剂，并以剂量依赖的方式发挥其抗血管生成活性。此外，霉酚酸酯可减少血管内皮细胞合成 ET-1，从而抑制 NO 的产生。虽然理论上该药物有治疗肝肺综合征的潜力，但使用霉酚酸酯治疗肝肺综合征的临床报道十分有限，有个案报道提示霉酚酸酯被证明能显著改善临床症状，包括杵状指、口唇发绀和蜘蛛痣。Silva 等在 1 例肝肺综合征患者中使用了霉酚酸酯，观察到肺部症状的改善和氧气需求的减少；在不到一年的时间内，肺内分流从 45% 下降到 0，在继续使用霉酚酸酯治疗后（完全正常化后 18 个月），肺内分流没有变化[87]。虽然在个案中有霉酚酸酯的报道，然而目前由于缺乏大样本的临床研究霉酚酸酯在肝肺综合征中的疗效仍未得到明确证实，在未来霉酚酸酯可能成为这一研究领域的重点。

7. 甲磺酸阿米替林（almitrine bismesylate）

甲磺酸阿米替林也被称为阿米替林甲磺酸盐，属于 β 受体阻滞剂类药物。甲磺酸阿米替林广泛用于治疗高血压和心脏疾病，特别是冠心病和心绞痛。甲磺酸阿米替林的作用机制主要是通过阻断 β 肾上腺素能受体来发挥效果。它选择性地阻断 β_1 受体，而对 β_2 受体的影响较小。通过这种机制，甲磺酸阿米替林可以降低心脏受到交感神经系统刺激的影响，从而实现减慢心率、降低心脏收缩力和降低心脏排血量的效果，进而减轻心脏的负担、降低血压和心脏的氧耗量。甲磺酸阿米替林还具有一些其他的作用：可以减少冠状动脉阻力，增加心肌的血流供应，从而改善心肌缺血的症状。此外，甲磺酸阿米替林还可以减轻心律失常和心绞痛发作的频率和严重程度。

　　作为一种选择性肺血管收缩药，甲磺酸阿米替林可降低肺分流效应，使肺血流从正常通气区重新分配到低通气区和非通气区，从而加强这些区域的缺氧性肺血管收缩，增加动脉血氧分压。甲磺酸阿米特林还可以通过缩短肺泡气体与毛细血管的距离，降低生理性分流（混合静脉血进入肺静脉）的增加，并减少弥散功能的缺陷。在胸部手术的单肺通气、急性呼吸窘迫综合征（ARDS）和慢性阻塞性肺疾病（COPD）患者中，已发现甲磺酸阿米替林比甲磺酸阿罗尼汀有效，在一些肝肺综合征病例报道中也发现其有较好的疗效。有研究者发现甲磺酸阿米替林能减少肝肺综合征患者弥散功能障碍，增加缺氧性肺血管收缩反应，改善通气区的通气量/灌注率。5 例慢性肝病伴严重低氧血症的患者在治疗 3～5 周后，1 例患者的氧合功能得到改善。在另一项低氧血症肝硬化病例组研究中，甲磺酸阿米替林降低了分流比和 $P(A-a)O_2$，改善了患者的高动力循环状态，但没有显著改善 PaO_2[88]。

8. L-精氨酸甲酯（L-arginine methyl ester，L-NAME）

　　L-精氨酸甲酯是一种氨基酸衍生物，具有一些药物学作用。其主要作用机制如下。①一氧化氮（NO）合成的调节：L-精氨酸甲酯在体内可转化为 L-精氨酸和NO，NO 是一种重要的生理活性分子。NO 在血管内皮细胞中具有扩张血管、抗血小板聚集和抗炎作用。因此，L-精氨酸甲酯被认为是一种 NO 生成的前体，能够调节血管功能和血液循环。②血流改善作用：通过增加 NO 生成，L-精氨酸甲酯可以促进血管扩张，改善血液流动性，并增加组织的血液供应。这可能对一些血液循环障碍、心血管疾病和其他循环系统疾病具有一定的益处。③免疫调节作用：L-精氨酸甲酯还具有一定的免疫调节作用。它可以影响细胞免疫和炎症反应，参与调节免疫细胞的功能和细胞因子的产生，从而对免疫系统产生影响。④组织保护作用：L-精氨酸甲酯在一些研究中显示具有一定的组织保护作用，它可以减轻组织缺血再灌注损伤、心肌梗死和脑缺血等情况下的细胞损伤，并促进组织的修复和再生。

　　由于肺血管中 NO 生成增加在肝肺综合征的发病机制中起着重要作用。因此，靶向 NO 通路被认为是治疗肝肺综合征的一种选择。在一项实验研究中，口服一氧化氮合酶（NOS）活性抑制剂——硝基-L-精氨酸甲酯被证明能减少肝硬化大鼠的 NO 生成并预防肝肺综合征。在动物实验中，NO 生成增加似乎改善了大鼠脑缺血再灌注损伤继发的肝肺综合征。然而，吸入 L-精氨酸甲酯尽管可以增加 NO，但未发现其能改善肝硬化患者的肝肺综合征症状[89]。一项对合并肝硬化和肝肺综合征的 10 例患者的临床研究中也没有显示出任何改善动脉氧、肺内分流或通气血流灌注不匹配的情况[90]。另有报道发现，吸入 NO 可以改善肝移植期间和术后的肝肺综合征。

9. 槲皮素（quercetin）

槲皮素是一种植物界分布广泛的具有多种生物活性的黄酮醇类化合物。槲皮素经常存在于水果、蔬菜、茶和葡萄酒中，在人体内起抗氧化剂的作用，是人类饮食中一种主要类黄酮类化合物，对人体健康有多种有益作用。以下是槲皮素的一些主要作用。①抗氧化作用：槲皮素是一种强效的抗氧化剂，可以中和自由基，减少氧化应激对细胞的损伤。它有助于保护细胞免受氧化损伤，减缓细胞衰老过程。②抗炎作用：槲皮素具有抗炎特性，可以抑制炎症反应的发生和发展，减少炎症介质的释放，抑制炎症细胞的激活，并减轻炎症相关疾病的症状。③抗过敏作用：槲皮素具有抗过敏的效果，可以减少过敏反应及其症状。它可以抑制组织胺的释放，减少过敏介质的合成和释放，从而减轻过敏反应。④抗肿瘤作用：有研究表明槲皮素有对肿瘤细胞增殖、转移和血管生成的抑制，并促使肿瘤细胞发生凋亡。⑤血管保护作用：槲皮素可以增强血管的弹性和稳定性，减少血管通透性和炎症反应，对心血管系统具有保护作用。它还有助于降低胆固醇水平，预防动脉粥样硬化的发生。⑥抗微生物作用：槲皮素对多种细菌和真菌具有抑制作用，可以抑制它们的生长和繁殖，这使槲皮素在预防和治疗一些微生物感染方面具有较大的价值。

核因子 κB（NF-κB）通路是参与高血压综合征的主要信号通路之一。这一通路的激活导致 NF-κB 向细胞核迁移，随后 NOS 和血红素加氧酶-1（HO-1）的表达发生变化。槲皮素在胆总管结扎的肝硬化大鼠中进行了测试，发现其可以有效降低氧化应激，并通过调节 NF-κB、NOS、HO-1 和内皮素 B（ET-B）受体的表达改善肝功能。槲皮素还能降低 ET-1 的表达，增加 NOS，这可能是其在肝肺综合征中的主要作用。另一项动物研究证实，槲皮素通过抑制 DNA 损伤和诱导超氧化物歧化酶活性而在肝肺综合征的发展中具有一定的保护作用。

10. 伊洛前列素（iloprost）

伊洛前列素是一种合成的前列腺素，属于前列环素类似物，也被称为前列环素。伊洛前列素的作用机制主要是通过激活细胞膜上的特定前列腺素受体，增加细胞内环磷酸腺苷水平，从而产生作用。它主要通过舒张血管、抑制血小板聚集和抗增生作用来发挥其效果。其临床应用如下。①原发性肺动脉高压症：伊洛前列素是原发性肺动脉高压症的重要治疗药物。它通过扩张肺动脉和改善血液流动性来降低肺动脉压力，缓解症状，并提高患者的生活质量和存活率。②急性呼吸窘迫综合征：伊洛前列素可用于治疗重症急性呼吸窘迫综合征患者。它通过扩张肺血管、降低肺动脉压力和肺动脉阻力，改善气体交换和氧合功能，从而减轻呼吸窘迫和提高患者的氧合水平。③肺血栓栓塞症（PE）：伊洛前列素可用作肺血栓栓塞的辅助治疗。它通过扩张肺动脉和减少血小板聚集，改善肺动脉血流，减轻肺血栓栓塞引起的症状和并发症。④心脏手术后低心排血量综合征：伊洛前列素可以在心脏手术后用于治疗低心排血量综合征。它可以增加心输出量、降低周围血管阻力，从而改善血液循环和组织灌注。⑤肺动脉高压症的诊断试验：伊洛前列素还可用于肺动脉高压症的诊断试验，通过监测患者在给药后的血流动力学参数来评估肺血管的反应性。

　　伊洛前列素作为一种有效的吸入性血管扩张剂已被广泛用于治疗原发性肺动脉高压及门脉性肺动脉高压[91]。伊洛前列素可扩张绝大多数肺毛细血管，导致毛细血管灌流速度减慢，有学者认为这种机制可以减少肺分流，增加红细胞通过时间，使红细胞结合足够的氧。有研究者发现吸入伊洛前列素后运动能力（6 分钟步行试验）增加，缺氧、呼吸困难明显减少。考虑到肝肺综合征患者呼吸困难发作后的高死亡率，伊洛前列素可能有助于延长这类等待肝移植患者的生存时间并提高其生活质量[92]。在该研究中，肝肺综合征的诊断加速了患者的肝移植进度，而伊洛前列素治疗不仅改善了患者的临床状况，也促进了患者肝移植术后的恢复。

11. N-乙酰半胱氨酸（N-acetyl cysteine，NAC）

　　N-乙酰半胱氨酸是一种氨基酸衍生物，具有多种药物学作用。以下是 N-乙酰半胱氨酸的一些主要作用。①抗氧化作用：N-乙酰半胱氨酸是一种有效的抗氧化剂，能够中和自由基，减少氧化应激对细胞的损伤。它还可以增加谷胱甘肽的合成，提高细胞内抗氧化能力。②解毒作用：N-乙酰半胱氨酸在体内能与一些有毒物质（如对乙酰氨基酚）发生结合，形成无毒或低毒的化合物，并促进其排出体外。它常被用于治疗对肝脏有损伤的急性酒精中毒和急性药物中毒，如对乙酰氨基酚中毒和对乙酰胺中毒。③黏液溶解作用：N-乙酰半胱氨酸具有分解和稀释黏液的作用，可改善黏液的流动性，促进呼吸道分泌物的排出。因此，它常被用于治疗慢性阻塞性肺疾病和囊性纤维化等疾病。④保护肝脏作用：N-乙酰半胱氨酸可保护肝脏免受氧化应激和毒性物质的损伤。它能够提高肝脏内谷胱甘肽的水平，减少肝细胞损伤，并促进肝脏细胞的修复。⑤抗炎作用：N-乙酰半胱氨酸具有一定的抗炎作用，可以抑制炎症介质的合成和释放，减轻炎症反应，它在一些炎症性疾病的治疗中有一定的应用，如支气管炎、气管炎和哮喘等。此外，N-乙酰半胱氨酸还具有一些其他作用，如改善肾脏功能、调节氧化还原平衡和改善心血管功能等。

N-乙酰半胱氨酸是一种硫代化合物，是谷胱甘肽合成的前体，可减少 ROS 的形成[93]。N-乙酰半胱氨酸具有抗遗传毒性的能力，通过其抗氧化特性显示出对 DNA 氧化损伤的保护作用。此外，N-乙酰半胱氨酸可减轻香烟烟雾暴露和 2-乙酰氨基荧酮、氨基甲酸乙酯等致突变剂对啮齿动物的细胞遗传学损伤，提示其具有化学预防作用。Vercelino 等的研究提示 N-乙酰半胱氨酸可减轻肝硬化模型大鼠的肝肺综合征症状，发现在肝肺综合征大鼠模型中的动脉血气获得改善、肺血管扩张的病理特征得到成功逆转[94]。在该研究中，腹腔注射 N-乙酰半胱氨酸对 CBDL 大鼠表现出了显著的 DNA 损伤抑制作用。此外，作为氧化应激标志的超氧化物歧化酶活性在 CBDL 模型中显著降低，但在 N-乙酰半胱氨酸处理的 CBDL 大鼠模型中，超氧化物歧化酶活性可保持在正常范围。

12. 咖啡酸苯乙酯（caffeic acid phenethyl ester，CAPE）

咖啡酸苯乙酯是一种天然的化合物，主要存在于蜂胶中，具有多种药物学作用。①抗氧化作用：咖啡酸苯乙酯是一种有效的抗氧化剂，可以中和自由基，减少氧化应激对细胞的损伤。它能够提高抗氧化酶的活性，保护细胞免受氧化损伤。②抗炎作用：咖啡酸苯乙酯具有抗炎特性，可以抑制炎症反应的发生和发展。它可以抑制炎症介质的释放，减少炎症细胞的激活，并降低炎症相关疾病的症状。③抗肿瘤作用：咖啡酸苯乙酯可以通过多种途径抑制肿瘤细胞的生长和扩散，诱导肿瘤细胞凋亡，抑制肿瘤血管生成，并具有化疗辅助作用。④免疫调节作用：有研究表明咖啡酸苯乙酯可以调节免疫系统的功能，增加免疫细胞的活性，促进细胞免疫和体液免疫的协调作用。⑤抗菌作用：咖啡酸苯乙酯对多种细菌和真菌具有抑制作用，可以抑制它们的生长和繁殖，这使得咖啡酸苯乙酯在预防和治疗一些微生物感染方面具有潜在的应用价值。

咖啡酸苯乙酯作为一种从蜂胶中提取的活性成分，由 Grunberger 等于 1988 年首次报道[95]。它是一种自由基清除剂，具有抗氧化活性，可以中和单线态氧、过氧化自由基及可能的羟基自由基的毒性。此外，咖啡酸苯乙酯还具有免疫刺激和免疫调节、抗病毒、抗癌、抗菌等特性。它通过清除活性物质，抑制黄嘌呤氧化酶和一氧化氮合酶活性，抑制脂质过氧化和超氧化物歧化酶活性来发挥其抗氧化活性[40]。Parlakpinar 等报道，庆大霉素所致肾损伤大鼠的高 NO 水平可随着咖啡酸苯乙酯的应用而降低[96]。在另一项研究中，Ozen 等表明咖啡酸苯乙酯应用可以抑制顺铂治疗引起的大鼠体内高 NO 水平升高[97]。Tekin 等的结果则表明咖啡酸苯乙酯可抑制一氧化氮合酶活性，降低重度肝肺综合征发生率和死亡率，降低肺血管管径，减轻胸部照射所致的炎症反应，而对正常肺组织无毒性作用，同时降低了血清胆红素、AST 和 ALT 的水平[98]。

13. 经颈静脉肝内门体分流术（transjugular intrahepatic portosystemic stent-shunt，TIPS）

TIPS 是一种通过在门静脉高压患者的门静脉和肝静脉间放置支架的一种介入手术，目的旨在分流门静脉血并降低门静脉压力。1995 年 Riegler 等首次报道了一例通过 TIPS 成功缓解呼吸困难症状的肝肺综合征患者。术后 14 天，患者动脉血氧分压由术前 45mmHg 升至 56mmHg，吸纯氧时的动脉血氧分压由术前 123mmHg 升至 442mmHg，MAA 分流比由术前 26.6% 降至 11.1%[45]。因此，很多研究者建立门静脉可以有效治疗肝肺综合征[100]。近期一项系统评价回顾了过去 15 年中以 TIPS 治疗肝肺综合征的相关研究，共纳入来自 10 项研究的 12 例患者。其中 9 例患者的氧合功能在 TIPS 后得到改善，3 例患者未发生明显变化；改善的患者中有两例患者术后 4 个月复发，氧合未明显变化的患者中有 1 例在 4 个月后氧合功能发生恶化。该论文作者认为 TIPS 治疗肝肺综合征是一种有前景的治疗手段，然而当前缺乏大样本研究，其结论仍需进一步证实。

肺血管异常扩张是肝肺综合征的基本病理基础。门脉压力升高诱发的神经和体液因素变化引起了肺血管扩张。因此理论上降低门脉压力可以减少神经和体液因素对肺血管作用的影响，有望改善肺内分流并进一步促进氧合功能的改善。1995 年，Allgaier 等通过 TIPS 成功纠正了 1 例肝肺综合征患者的氧合功能障碍[16]。同年，Riegler 等也报道了 TIPS 改善了 1 名肝肺综合征患者的氧合[99]。然而，Selim 等报道了 1 例肝肺综合征患者，根据 TIPS 后的放射性核素研究，患者的症状、动脉氧合和肺内分流显示出未能持续改善的迹象[100]。

进一步的研究深入探讨了 TIPS 对肝肺综合征患者的氧合功能的影响。Martinez-Palli 等报道 TIPS 对门静脉高压和肝肺综合征患者肺气体交换的影响[101]。在 TIPS 的指南中，建议在 TIPS 的创建过程中使用有盖支架和裸支架。现在首选使用膨体聚四氟乙烯（ePTFE）覆盖的支架，使用聚四氟乙烯覆膜 TIPS 专用支架后对肝肺综合征的疗效尚不可知。为此，著者开展了一项前瞻性队列研究，研究目的旨在探讨经 TIPS 对肝肺综合征患者肺气体交换的影响，所有在 2014 年 6 月至 2015 年 6 月期间在著者所在单位接受选择性 TIPS 治疗的肝硬化或布-加综合征患者均符合该研究纳入条件，23 例肝肺综合征患者[年龄（55.0±14.4）岁，11 名男性，终末期肝病模型评分（10.2±2.7）分]进入分析。结果发现平均门体压力梯度由 TIPS 建立前的（21.7±8.3）mmHg 降至 TIPS 建立后的（10.8±5.1）mmHg。在出现过呼吸困难的 5 名患者（21.7%）中，4 名（80.0%）报告在创建 TIPS 后有所改善。这 4 名患者中有 2 名（50.0%）患者在 TIPS 建立后 3 个月内未保持这种改善。与 TIPS

建立前比较，肝肺综合征患者的 P(A-a)O$_2$ 改善在 TIPS 建立后 1 个月[（9.2±8.0）mmHg；$P<0.001$]有统计学意义，而在 TIPS 建立后 2～3 天[（0.9±10.5）mmHg；$P=0.678$]或 3 个月[（3.4±11.8）mmHg；$P=0.179$]无统计学意义。以上结果说明 TIPS 仅能一过性改善肝肺综合征患者的肺气体交换。然而在著者的另一项前瞻性队列研究中，共纳入 11 例因布-加综合征导致的肝肺综合征患者和 14 例非肝肺综合征的布-加综合征患者。TIPS 术后 3 个月内所有患者未发现再狭窄或 TIPS 功能障碍。在肝肺综合征患者中，TIPS 术后 2～3 天的 P(A-a)O$_2$ 水平与术前水平相当，术后 1 个月显著改善，3 个月后恢复到术前水平（$P=0.757$）。对于没有肝肺综合征的患者，P(A-a)O$_2$ 在手术后的所有 3 个时间点都与基线相当（+1.4±8.3、+3.5±8.1、+1.3±8.2；$P=0.543$、$P=0.137$、$P=0.565$）。因此认为：布-加综合征合并肝肺综合征患者门静脉减压术后动脉血氧分压有较好的改善。由于肝肺综合征常需通过肝移植进行治疗，TIPS 用于肝肺综合征常被作为患者等待肝移植时的桥接治疗方法。部分肝肺综合征患者的低氧血症非常严重，在高流量吸氧、机械辅助的情况下仍难以得到改善，这不仅会影响肝移植手术的可行性，同时也降低了患者等到肝源的可能。

14. 经皮肺动脉栓塞术（pulmonary artery embolotherapy）

如前所述，肝肺综合征患者可根据肺动脉造影表现分为弥漫性和局灶性。虽然弥漫性患者目前尚缺乏有效的介入治疗方法，但局灶性动静脉瘘可以通过介入栓塞术进行治疗并实现完全治愈。有研究表明，DSA 引导下经皮肺动脉栓塞术对 I 型和 II 型肝肺综合征患者均有一定治疗效果。1987 年 Felt 等首次使用弹簧圈，对 1 例存在低氧血症的肺动静脉瘘患者进行了动静脉瘘栓塞术。患者吸入空气和吸纯氧情况下的动脉血氧分压由术前 38mmHg 及 44mmHg 分别升至 53mmHg 及 99mmHg[102]。Krowka 等报道肝移植术后肝肺综合征患者经栓塞治疗后 PaO$_2$ 明显改善，肺内动静脉交通的栓塞术取得了成功[103]。Poterucha 报道了 1 例因自身免疫性肝炎合并肝肺综合征的患者，该患者行肝移植术后其直立性低氧血症等症状并未得到改善，而肺动脉造影发现存在巨大的肺部动静脉瘘，遂以弹簧圈栓塞动静脉瘘近端，术后患者 PaO$_2$ 较栓塞术前明显改善，该论文作者推荐介入栓塞术用于单纯重度肺血管扩张或动静脉交通支栓塞的肝肺综合征的治疗。针对 I 型肝肺综合征患者，也可以成功地进行栓塞术。Poterucha 等的报道显示，栓塞术后可实现 PaO$_2$ 改善[104]。Ryu 等报道了 1 例肝移植前弥漫性肺血管扩张的肝肺综合征患者进行姑息性栓塞治疗成功的病例[105]，在此之前这种治疗方法通常被尝试用于动静脉畸形的肝肺综合征，而不是用于弥漫性血管扩张的肝肺综合征。Lee 等报道 1 例肝移植术后 I 型肝肺综合征患者的经皮肺动脉栓塞术[106]。Saad

等报道了 1 例行肝移植术的 I 型肝肺综合征患者，术后患者肝肺综合征缺氧症状未见明显缓解，肺动脉造影未见动静脉瘘但发现右肺基底部存在明显的静脉提前充盈，该论文作者以微弹簧圈栓塞相应血管，术后两周室氧下患者血氧饱和度由 74% 升至 86%[107]。以上研究表明，经皮肺动脉栓塞术在一定程度上可以缓解 I 型和 II 型肝肺综合征的病情[106, 108-110]，但仍需进一步大样本研究。在存在局限性肺动静脉瘘的 II 型肝肺综合征患者中，其疗效更为确切。经皮肺动脉栓塞术前需要进行肺动脉造影，著者通过一项前瞻性队列研究发现：肺动脉造影不仅可作为动静脉瘘治疗前的必要检查，也是一种诊断肝肺综合征安全、有效的手段，所测得的肺动脉造影通过时间可作为诊断肝肺综合征的指标，为经胸部超声心动图诊断肝肺综合征失败患者的首选影像学检查手段，这部分内容将在第四章进行详细介绍。因此，肺动脉介入术在治疗肺内血管扩张的同时也有一定的诊断价值。

15. 肝移植（liver transplantation）

目前肝移植是治疗肝肺综合征的唯一公认有效的方法。据报道，活体和已故供体肝移植都是有效的。需要注意的是，既往曾经认为严重的低氧血症是肝移植的绝对禁忌证，但目前认为肝肺综合征所致的低氧血症反而是肝移植极佳的适应证。随着慢性肝病本身的缓解和肝移植后，一些患者的氧合功能和分流比都可以出现显著的改善甚至逆转。最近的证据也表明，肝移植后肺内分流的逆转是可能的。Saigal 等报道了一项大宗的病例研究，发现即使在非常严重的肝肺综合征患者中也显示出良好的结果，在该研究中的所有患者在肝移植术后随访实现了长期存活和氧合功能改善。Eriksso 等对 6 例肝肺综合征患者进行了肝移植治疗，肝移植术后患者氧合功能明显提高：PaO_2 由术前（78.8±7.4）mmHg 升至（89.5±2.4）mmHg，$P(A-a)O_2$ 由术前（29.9±6.4）mmHg 降至（10±3.7）mmHg[17]，说明肝移植可能彻底逆转肝肺综合征患者的氧合功能障碍。近期研究提示：肺泡气体弥散良好、吸入纯氧反应好、麻醉期间可安全实施给氧的患者应首选肝移植。

肝移植治疗肝肺综合征也存在一定的争议，部分原因是肝肺综合征术后的死亡率问题。患有严重肝肺综合征的患者术后死亡率显著增加，目前认为是肝肺综合征患者机械通气时间较其他患者延长，并因之出现了相对独特的术后并发症。研究发现，低氧血症对 100% 吸氧的反应似乎是围手术期死亡率最重要的预后因素。一项早期的前瞻性研究发现，重度高血压病患者（术前 PaO_2＜50mmHg，^{99m}Tc-MAA 肺灌注扫描分流比＞20%）的术后死亡率（30%）显著高于 $PaO_2 \geq$ 50mmHg 的患者（4%），部分原因是前者延长了机械通气时间，并出现了独特的术后并发症（如恶化的低氧血症和栓塞性脑出血）。肝移植在肝肺综合征治疗中的应用报道正在逐年增加，但关于肝肺综合征肝移植治疗后的可逆性作用仍众说纷纭。有报道发现在肝移植后的恢复期，患者频繁的位置调整和吸入一氧化氮有助于改善氧合功能。一些研究者通过对肝移植受者数据集的分析发现，肝移植后 $1\sim3$ 年死亡比例在肝肺综合征患者中为 $5\%\sim42\%$。这些结果反映了更准确地确定和筛选合适的肝肺综合征亚组对肝移植成功结果的必要性。

肝源作为一种稀缺资源，临床上广泛采用终末期肝病（model for end-stage liver disease，MELD）评分对等待肝移植的患者进行优先级排序。考虑到 MELD 评分未能纳入氧合功能相关指标，$PaO_2<60mmHg$ 的肝肺综合征患者一直被作为一种 MELD 例外（MELD exception），被赋予了较高的 MELD 评分[52, 53, 111]。对于确诊肝肺综合征的患者，PaO_2 $56\sim59mmHg$、$51\sim55mmHg$ 和 $<50mmHg$ 分别被评为 22 分、24 分和 26 分，且当患者 $PaO_2<50mmHg$ 时，其持续时间每增加 3 个月，MELD 评分额外增加 2 分[112]。Goldberg 等的研究共纳入了 973 例的肝移植名单上获得 MELD 例外评分的肝肺综合征患者，是著者所知研究肝肺综合征患者肝移植疗效样本量最大的临床研究。该研究发现，在 $PaO_2\leqslant44.0mmHg$ 的肝肺综合征患者中，肝移植术后三年生存率比 PaO_2 $44.1\sim54.0mmHg$ 的患者术后三年生存率明显降低（68% *vs.* 84%，$P<0.05$）；两组相比，$PaO_2\leqslant44.0mmHg$ 患者的死亡风险明显增高（风险比=1.58；95%CI，$1.15\sim2.18$）。该论文作者认为当前的针对肝肺综合征患者的 MELD 例外赋值标准可能并不恰当，需要重新进行评估和赋值，以寻求肝移植术后死亡风险和未行肝移植生存率之间更好的平衡[55]。目前的主流观点仍认为，肝肺综合征患者应该得到与肝细胞癌患者相当的肝移植优先级排序。对重度肝肺综合征患者进行肝移植的评估应基于个体化的风险-收益评估，因为这些患者移植后的心肺并发症发生率显著增加。目前一些研究非常强调现在需要更准确地定义肝肺综合征，因为肝肺综合征对肝移植优先级排序和结果都有着重要的社会和伦理影响，以一个更为严格的标准去诊断肝肺综合征有利于客观指导 MELD 例外政策的设计。目前的做法主要是为有肝肺综合征且 $PaO_2<60mmHg$ 的肝硬化患者提供 MELD 例外评分，以接受准确的肝移植评估。

需要注意的是，肝移植不仅能够治疗肝肺综合征，对于门脉性肺动脉高压（POPH）也可能有一定的疗效。门脉性肺动脉高压在接受外科肝移植术的患者中存在较高的心肺相关并发症和因暴发性右心衰竭而死亡的风险，$PaO_2>35mmHg$ 和（或）肺血管阻力 $>250dyn\cdot s/cm^5$ 均与外科肝移植术死亡率相关。观察到 PaO_2 $35\sim50mmHg$、肺血管阻力 $<250dyn\cdot s/cm^5$ 的患者具有可接受的移植后结果。根据既往的文献报道，$PaO_2\geqslant50mmHg$ 和（或）肺血管阻力 $>250dyn\cdot s/cm^5$ 应被认为是外科肝移植术的禁忌证。

1.9　总　　结

　　肝肺综合征是一种在慢性肝病患者中常见但易被忽视的临床综合征。一线临床工作者亟须提高对肝肺综合征的警惕性，并具备早期发现和诊断肝肺综合征的能力，这对肝肺综合征患者治疗方案的选择和预后有着重要意义。肝肺综合征的诊断在满足慢性肝病、氧合功能障碍的同时，需要明确肺内血管扩张的存在。肺内血管扩张的诊断金标准是增强超声心动图，但由于增强超声心动图在部分肥胖、高血压、心内分流的患者中无法明确诊断肺内血管扩张的存在，而肺动脉造影可以作为部分常规增强超声心动图无法诊断患者的一种重要替代方法。在肝肺综合征的治疗方面，肝移植是目前唯一能够长期持续逆转肝肺综合征临床症状的治疗手段；经颈静脉肝内门体分流术可以短期缓解患者的氧和功能症状，然而疗效仍难以持久；对于Ⅱ型肝肺综合征患者而言，经皮肺动脉栓塞术是一种较好的微创治疗手段。

参 考 文 献

[1] Fluckiger M. Vorkommen von trommelschlagel-fonnigen Fingerend-phalangen ohne chronische Veranderungen an der Lungen oder an Herzen. Wien Med Wochenschr, 1884, 34: 1457.

[2] Gilbert A, Chiray M. Diminution des substances albumineuses du serum sanguine chez les cirrhotiques ascitiques. Comptrend Soc de Biol, 1907, lxiii, 487-488.

[3] Grenet H. Diminution des albumines du serum sanguin chez les hepatiques. Comptrend Soc de Biol, 1907, lxiii, 552-553.

[4] Van Slyke DD, Neill JM. The determination of gases in blood and other solutions by vacuum extraction and manometric measurement. J Biol Chem, 1924, lxi, 523-573.

[5] Albert MS. The effects of chronic disease of the liver on the composition and physicochemical properties of blood: changes in the serum proteins; reduction in the oxygen saturation of the arterial blood. Annals of Internal Medicine, 1935, 9 (61): 649-822.

[6] Strandjord SE. Hepatopulmonary syndrome. Archives of Internal Medicine, 1958, 102 (3), 299-303.

[7] Berthelot P, Walker JG, Sherlock S, et al. Arterial changes in the lungs in cirrhosis of the liver — lung spider nevi. N Engl J Med, 1966, 274: 291-298.

[8] Kennedy TC, Knudson RJ. Exercise-aggravated hypoxemia and orthodeoxia in cirrhosis. Chest, 1977, 72: 305-309.

[9] Krowka MJ, Cortese DA. Hepatopulmonary syndrome: current concepts in diagnostic and therapeutic considerations. Chest, 1994, 105: 1528-1537.

[10] Rodriguez-Roisin R, Krowka MJ. Hepatopulmonary syndrome—a liver-induced lung vascular

disorder. The New England Journal of Medicine, 2008, 358: 2378-2387.

[11] Fuhrmann V, Madl C, Mueller C, et al. Hepatopulmonary syndrome in patients with hypoxic hepatitis. Gastroenterology, 2006, 131: 69-75.

[12] Kaymakoglu S, Kahraman T, Kudat H, et al. Hepatopulmonary syndrome in noncirrhotic portal hypertensive patients. Digestive Diseases and Sciences, 2003, 48: 556-560.

[13] De BK, Sen S, Biswas PK, et al. Occurrence of hepatopulmonary syndrome in Budd-Chiari syndrome and the role of venous decompression. Gastroenterology, 2002, 122: 897-903.

[14] Silverman A, Cooper MD, Moller JH, et al. Syndrome of cyanosis, digital clubbing, and hepatic disease in siblings. Journal of Pediatrics, 1968, 72: 70-80.

[15] Crary GS, Burke BA, Alford BA, et al. Radiological cases of the month. Pulmonary arteriovenous shunting in a child with cirrhosis of the liver. American Journal of Diseases of Children, 1989, 143: 749-751.

[16] Allgaier HP, Haag K, Ochs A, et al. Hepatopulmonary syndrome: successful treatment by transjugular intrahepatic portosystemic stent-shunt (TIPS). Journal of Hepatology, 1995, 23: 102.

[17] Eriksson LS, Soderman C, Ericzon BG, et al. Normalization of ventilation/perfusion relationships after liver transplantation in patients with decompensated cirrhosis: evidence for a hepatopulmonary syndrome. Hepatology, 1990, 12: 1350-1357.

[18] Swanson KL, Wiesner RH, Krowka MJ. Natural history of hepatopulmonary syndrome: Impact of liver transplantation. Hepatology, 2005, 41: 1122-1129.

[19] Fallon MB, Krowka MJ, Brown RS, et al. Impact of hepatopulmonary syndrome on quality of life and survival in liver transplant candidates. Gastroenterology, 2008, 135: 1168-1175.

[20] Grilo-Bensusan I, Pascasio-Acevedo JM. Hepatopulmonary syndrome: What we know and what we would like to know. World J Gastroenterol, 2016, 22 (25): 5728-5741.

[21] Hoerning A, Raub S, Neudorf U, et al. Pulse oximetry is insufficient for timely diagnosis of hepatopulmonary syndrome in children with liver cirrhosis. J Pediatr, 2014, 164: 546-552.

[22] Schenk P, Fuhrmann V, Madl C, et al. Hepatopulmonary syndrome: prevalence and predictive value of various cut offs for arterial oxygenation and their clinical consequences. Gut, 2002, 51: 853-859.

[23] Al-Harbi A, Abdullah K, Al-Abdulkareem A, et al. Prevalence, severity, and prognostic effect of hepatopulmonary syndrome in liver transplant candidates. Ann Transplant, 2016, 29 (21): 180-184.

[24] Ceza MR, Garcia E, Anselmi CE, et al. Prevalence and characteristics of hepatopulmonary syndrome in children with cirrhosis in southern Brazil. Eur J Gastroenterol Hepatol, 2019, 31 (1): 10-15.

[25] Borkar VV, Poddar U, Kapoor A, et al. Hepatopulmonary syndrome in children: a comparative study of noncirrhotic vs. cirrhotic portal hypertension. Liver Int, 2015, 35: 1665-1672.

[26] Tumgor G, Arikan C, Yuksekkaya HA, et al. Childhood cirrhosis, hepatopulmonary syndrome

and liver transplantation. Pediatr Transplant，2008，12：353-357.

[27] Zhao H，Tsauo JW，Zhang XW，et al. Prevalence and prognostic impact of hepatopulmonary syndrome in patients with unresectable hepatocellular carcinoma undergoing transarterial chcmoembolization：a prospective cohort study. Chin Med J(Engl)，2022，135(17)：2043-2048.

[28] Carter EP，Hartsfield CL，Miyazono M，et al. Regulation of heme oxygenase-1 by nitric oxide during hepatopulmonary syndrome. Am J Physiol Lung Cell Mol Physiol，2002，283：L346-L353.

[29] Fallon MB，Abrams GA，Luo B，et al. The role of endothelial nitric oxide synthase in the pathogenesis of a rat model of hepatopulmonary syndrome. Gastroenterology，1997，113：606-614.

[30] Ling Y，Zhang J，Luo B，et al. The role of endothelin-1 and the endothelin B receptor in the pathogenesis of hepatopulmonary syndrome in the rat. Hepatology，2004，39：1593-1602.

[31] Tang L，Luo B，Patel RP，et al. Modulation of pulmonary endothelial endothelin B receptor expression and signaling：implications for experimental hepatopulmonary syndrome. American Journal of Physiology Lung Cellular and Molecular Physiology，2007，292：L1467-L1472.

[32] Zhang J，Yang W，Luo B，et al. The role of CX(3)CL1/CX(3)CR1 in pulmonary angiogenesis and intravascular monocyte accumulation in rat experimental hepatopulmonary syndrome. Journal of Hepatology，2012，57：752-758.

[33] Zhang J，Luo B，Tang L，et al. Pulmonary angiogenesis in a rat model of hepatopulmonary syndrome. Gastroenterology，2009，136：1070-1080.

[34] Rabiller A，Nunes H，Lebrec D，et al. Prevention of gram-negative translocation reduces the severity of hepatopulmonary syndrome. American Journal of Respiratory and Critical Care Medicine，2002，166：514-517.

[35] Thenappan T，Goel A，Marsboom G，et al. A central role for CD68 (+) macrophages in hepatopulmonary syndrome：Reversal by macrophage depletion. American Journal of Respiratory and Critical Care Medicine，2011，183：1080-1091.

[36] Daoud FS，Reeves JT，Schaefer JW. Failure of hypoxic pulmonary vasoconstriction in patients with liver cirrhosis. Journal of Clinical Investigation，1972，51：1076-1080.

[37] Naeije R，Melot C，Mols P，et al. Pulmonary hemodynamics in liver cirrhosis. Sem Resp Med，1985，7：164.

[38] Rodriguez-Roisin R，Roca J，Agusti AG，et al. Gas exchange and pulmonary vascular reactivity in patients with liver cirrhosis. American Review of Respiratory Disease，1987，135：1085-1092.

[39] Nanda NC，Schlief R，Goldberg BB. Advances in echo imaging using contrast enhancement，Second Edition. Berlin：Springer Verlag. 1997.

[40] Schraufnagel DE，Kay JM. Structural and pathologic changes in the lung vasculature in chronic liver disease. Clin Chest Med，1996，17：1-15.

[41] Benten D，Wiesch JS，Sydow K，et al. The transhepatic endotoxin gradient is present despite liver cirrhosis and is attenuated after transjugular portosystemic shunt (TIPS) . BMC

Gastroenterol, 2011, 11: 107.

[42] Jalan R, Damink S, Steege J, et al. Acute endotoxemia following transjugular intrahepatic stent-shunt insertion is associated with systemic and cerebral vasodilatation with increased whole body nitric oxide production in critically ill cirrhotic patients. J Hepatol, 2011, 54（2）: 265-271.

[43] Rodriguez-Roisin R, Barberà JA. Hepatopulmonary syndrome: is NO the right answer? Gastroenterology, 1997, 113（2）: 682-684.

[44] Kovvuri HLR, Karyampudi A, A SK. Hepatopulmonary syndrome. Indian J Gastroenterol, 2023, 42（3）: 436-437.

[45] Fallon MB, Abrams GA, McGrath JW, et al. Common bile duct ligation in the rat: a model of intrapulmonary vasodilatation and hepatopulmonary syndrome. Am J Physiol, 1997, 272: G779-G784.

[46] Luo B, Liu L, Tang L, et al. Increased pulmonary vascular endothelin B receptor expression and responsiveness to endothelin-1 in cirrhotic and portal hypertensive rats: a potential mechanism in experimental hepatopulmonary syndrome. J Hepatol, 2003, 38（5）: 556-563.

[47] Raevens S, Boret M, Fallon MB. Hepatopulmonary syndrome. JHEP Rep, 2022, 4（9）: 100527

[48] Palma DT, Philips GM, Arguedas MR, et al. Oxygen desaturation during sleep in hepatopulmonary syndrome. Hepatology, 2008, 47: 1257-1263.

[49] Machicao VI, Balakrishnan M, Fallon MB. Pulmonary complications in chronic liver disease. Hepatology, 2014, 59: 1627-1637.

[50] Rodríguez-Roisin R, Krowka MJ, Hervé P, et al. Pulmonary-hepatic vascular disorders(PHD). Eur Respir J, 2004, 24: 861-880.

[51] Jose A, Shah SA, Anwar N, et al. Predictors of outcomes following liver transplant in hepatopulmonary syndrome: an OPTN database analysis. Respir Med, 2021, 190: 106683.

[52] Freeman R, Gish R, Harper A, et al. Model for end-stage liver disease（MELD）exception guidelines: results and recommendations from the MELD exception study group and conference（MESSAGE）for the approval of patients who need liver transplantation with diseases not considered by the standard. Liver Transplantation, 2006, 12: S128-S136.

[53] Gana JC, Serrano CA, Ling SC. Angiogenesis and portal-systemic collaterals in portal hypertension. Annals of hepatology, 2016, 15: 303-313.

[54] Iyer VN, Swanson KL, Cartin-Ceba R, et al. Hepatopulmonary syndrome: favorable outcomes in the MELD exception era. Hepatology, 2013, 57: 2427-2435.

[55] Goldberg DS, Krok K, Batra S, et al. Impact of the hepatopulmonary syndrome MELD exception policy on outcomes of patients after liver transplantation: an analysis of the UNOS database. Gastroenterology, 2014, 146: 1256-1265, e1251.

[56] Luo BW, Du ZY. Advances in diagnostic imaging of hepatopulmonary syndrome. Front Med（Lausanne）, 2022, 8: 817758.

[57] McAdams HP, Erasmus J, Crockett R, et al. The hepatopulmonary syndrome: radiologic findings in 10 patients. AJR Am J Roentgenol, 1996, 166: 1379-1385.

[58] Khabbaza JE, Krasuski RA, Tonelli AR. Intrapulmonary shunt confirmed by intracardiac echocardiography in the diagnosis of hepatopulmonary syndrome. Hepatology, 2013, 58 (4): 1514-1515.

[59] Krowka MJ, Wiseman GA, Burnett OL, et al. Hepatopulmonary syndrome: a prospective study of relationships between severity of liver disease, PaO2 response to 100% oxygen, and brain uptake after ^{99m}Tc MAA lung scanning. Chest, 2000, 118: 615-624.

[60] Abrams GA, Jaffe CC, Hoffer PB, et al. Diagnostic utility of contrast echocardiography and lung perfusion scan in patients with hepatopulmonary syndrome. Gastroenterology, 1995, 109: 1283-1288.

[61] Abrams GA, Nanda NC, Dubovsky EV, et al. Use of macroaggregated albumin lung perfusion scan to diagnose hepatopulmonary syndrome: a new approach. Gastroenterology, 1998, 114: 305-310.

[62] Zhao H, Tsauo J, Ma HY, et al. The role of macroaggregated albumin lung perfusion scan in hepatopulmonary syndrome: are we ready to draw conclusions? Liver International, 2015, 35: 1918-1919.

[63] Palot Manzil FF, Haq I, Wang X. Evaluation of hepatopulmonary syndrome with Technetium-99m macroaggregated albumin scintigraphy. J Nucl Med Technol, 2022: jnmt.122.264190.

[64] Grady K, Gowda S, Kingah P, et al. Coil embolization of pulmonary arteries as a palliative treatment of diffuse type I hepatopulmonary syndrome. Respir Care, 2015, 60 (2): e20-e25.

[65] Okazaki A, Fujioka K. Hepatopulmonary syndrome complicated by interstitial pneumonia and obesity with normal contrast echocardiography. Clin Case Rep, 2021, 9 (11): e05064.

[66] Lu W, Lu G, Zhu Y. The value of dynamic pulmonary perfusion imaging in the diagnosis of hepatopulmonary syndrome (HPS). Chinese Journal of Tuberculosis and Respiratory Diseases, 1996, 19: 219-221.

[67] Krowka MJ, Dickson ER, Cortese DA. Hepatopulmonary syndrome. Clinical observations and lack of therapeutic response to somatostatin analogue. Chest, 1993, 104: 515-521.

[68] Sonavane AD, Bagde A, Raut V, et al. Therapeutic coil embolization of dominant shunt in hepatopulmonary syndrome enhances post-liver transplant respiratory recovery. Pediatr Transplant, 2020, 24 (6): e13729.

[69] Timperley J, Mitchell AR, Becher H. Contrast echocardiography for left ventricular opacification. Heart, 2003, 89: 1394-1397.

[70] Suga K, Kawakami Y, Iwanaga H, et al. Findings of hepatopulmonary syndrome on breath-hold perfusion SPECT-CT fusion images. Annals of Nuclear Medicine, 2009, 23: 413-419.

[71] Horvatits T, Drolz A, Roedl K, et al. Von Willebrand factor antigen for detection of hepatopuunonary syndrome in patients with cirrhosis. Journal of Hepatology, 2014, 61: 544-549.

[72] Raevens S, Coulon S, Van Steenkiste C, et al. Role of angiogenic factors/cell adhesion markers in serum of cirrhotic patients with hepatopulmonary syndrome. Liver International, 2015, 35 （5）: 1499-1507.

[73] Ghent CN, Levstik MA, Marotta PJ. The hepatopulmonary syndrome. The New England Journal of Medicine, 2008, 359: 866, author reply 867.

[74] Raevens S, Fallon MB. Potential clinical targets in hepatopulmonary syndrome: lessons from experimental models. Hepatology, 2018, 68（5）: 2016-2028.

[75] Hennenberg M, Trebicka J, Stark C, et al. Sorafenib targets dysregulated Rho kinase expression and portal hypertension in rats with secondary biliary cirrhosis. British Journal of Phamacology, 2009, 157: 258-270.

[76] Reiberger T, Angermayr B, Schwabl P, et al. Sorafenib attenuates the portal hypertensive syndrome in partial portal vein ligated rats. Journal of hepatology, 2009, 51: 865-873.

[77] Chang CC, Chuang CL, Lee FY, et al. Sorafenib treatment improves hepatopulmonary syndrome in rats with biliary cirrhosis. Clinical Science, 2013, 124: 457-466.

[78] Kawut SM, Ellenberg SS, Krowka MJ, et al. Sorafenib in hepatopulmonary syndrome: a randomized, double-blind, placebo-controlled trial. Liver Transpl, 2019, 25（8）: 1155-1164.

[79] Gupta LB, Kumar A, Jaiswal AK, et al. Pentoxifylline therapy for hepatopulmonary syndrome: a pilot study. Arch Intern Med, 2008, 168（16）: 1820-1823.

[80] Miyamoto A, Katsuta Y, Zhang XJ, et al. Effect of chronic methylene blue administration on hypoxemia in rats with common bile duct ligation. Hepatology Research, 2010, 40: 622-632.

[81] Rolla G, Bucca C, Brussino L. Methylene blue in the hepatopulmonary syndrome. The New England Journal of Medicine, 1994, 331: 1098.

[82] Schenk P, Madi C, Rezaie-Majd S, et al. Methylene blue improves the hepatopulmonary syndrome. Annals of Internal Medicine, 2000, 133: 701-706.

[83] Jounieaux V, Leleu O, Mayeux I. Cardiopulmonary effects of nitric oxide inhalation and methylene blue injection in hepatopulmonary syndrome. Intensive Care Med, 2001, 27: 1103-1104.

[84] Roma J, Balbi E, Pacheco-Moreira L, et al. Methylene blue used as a bridge to liver transplantation postoperative recovery: a case report. Transplantation Proceedings, 2010, 42: 601-604.

[85] Boztosun A, Kosar APM, Gulturk S, et al. Effects of methylene blue, pentoxyphylline and enoxaparin on postoperative adhesion formation and markers of angiogenesis in a rat uterine horn model. Clinical and Experimental Obstetrics & Gynecology, 2012, 39: 89-95.

[86] De BK, Dutta D, Pal SK, et al. The role of garlic in hepatopulmonary syndrome: a randomized controlled trial. Can J Gastroenterol, 2010, 24: 183-188.

[87] Silva HM, Reis G, Guedes M, et al. A case of hepatopulmonary syndrome solved by mycophenolate mofetil（an inhibitor of angiogenesis and nitric oxide production）. J Hepatol, 2013, 58（3）: 630-633.

[88] Krowka MJ, Cortese DA. Severe hypoxemia associated with liver disease: Mayo Clinic experience and the experimental use of almitrine bismesylate. Mayo Cbn Proc, 1987, 62: 164-173.

[89] Maniscalco M, Sofia M, Higenbottam T. Effects of an NO-synthase inhibitor L-NMMA in the hepatopulmonary syndrome. Respiration, 2001, 68: 226.

[90] Gomez FP, Barbera JA, Roca J, et al. Effects of nebulized N-G-nitro-L-arginine methyl ester in patients with hepatopulmonary syndrome. Hepatology, 2006, 43: 1084-1091.

[91] Lopez-Meseguer M, Berastegui C, Monforte V, et al. Inhaled iloprost plus oral sildenafil in patients with severe pulmonary arterial hypertension delays the need for lung transplantation. Transplantation Proceedings, 2013, 45: 2347-2350.

[92] Halank M, Marx C, Mieblke S, et al. Use of aerosolized inhaled iloprost in the treatment of portopulmonary hypertension. Journal of Gastroenterology, 2004, 39 (12): 1222-1223.

[93] Zafarullah M, Li WQ, Sylvester J, et al. Molecular mechanisms of N-acetylcysteine actions. Cellular and Molecular Life Sciences, 2003, 60 (1): 6-20.

[94] Vercelino R, Tieppo J, Dias AS, et al. N-acetylcystein effects on genotoxic and oxidative stress parameters in cirrhotic rats with hepatopulmonary syndrome. Basic Clin Phannacol Toxicol, 2008, 102: 370-376.

[95] Grunberger D, Banerjee R, Eisinger K, et al. Preferential cytotoxicity on tunmr cells by cal: feic acid pbenethyl ester isolated from propolis. Experientia, 1988, 44: 230-232.

[96] Parlakpinar H, Tasdemir S, Polat A, et al. Protective role of caffeic acid phenethyl ester (cape) on gentamicin-induced acute renal toxicity in rats. Toxicology, 2005, 207: 169-177.

[97] Ozen S, Akyol O, lraz M, et al. Role of caffeic acid phenethyl ester, an active component of propolis, against cisplatin-induced neprotoxicity in rats. Journal of Applied Toxicology, 2004, 24: 27-35.

[98] Tekin A, Turkyilmaz S, KucukkartaLlar T, et al. Effects of caffeic acid phenetbyl ester (CAPE) on bepatopulmonary syndrome. Inflammation, 2011, 34: 614-619.

[99] Riegler JL, Lang KA, Johnson SP, et al. Transjugular intrahepatic portosystemic shunt improves oxygenation in hepatopulmonary syndrome. Gastroenterology, 1995, 109: 978-983.

[100] Selim KM, Akriviadis EA, Zuckerman E, et al. Transjugular intrahepatic portosystemic shunt: a successful treatment for hepatopulmonary syndrome. The American Journal of Gastroenterology, 1998, 93: 455-458.

[101] Martinez-Palli G, Drake BB, Garcia-Pagan JC, et al. Effect of transjugular intrahepatic portosystemic shunt on pulmonary gas exchange in patients with portal hypertension and hepatopulrnonary syndrome. World Journal of Gastroenterology, 2005, 11: 6858-6862.

[102] Felt RW, Kozak BE, Rosch J, et al. Hepatogenic pulmonary angiodysplasia treated with coil-spring embolization. Chest, 1987, 91: 920-922.

[103] Krowka MJ. Hepatopulmonary syndrome: what are we learning from interventional radiology, liver transplantation, and other disorders? Gastroenterology, 1995, 109: 1009-1013.

[104] Poterucha JJ, Krowka MJ, Dickson ER, et al. Failure of hepatopulmonary syndrome to resolve after liver transplantation and successful treatment with embolotherapy. Hepatology, 1995, 21: 96-100.

[105] Ryu JK, Ob JH. Hepatopulmonary syndrome: angiography and therapeutic embolization. Clinical Imaging, 2003, 27: 97-100.

[106] Lee HW, Suh KS, Shin WY, et al. Pulmonary artery embolotherapy in a patient with type I hepatopulmonary syndrome after liver transplantation. Korean Journal of Radiology, 2010, 11: 485-489.

[107] Saad NE, Lee DE, Waldman DL, et al. Pulmonary arterial coil embolization for the management of persistent type I hepatopulmonary syndrome after liver transplantation. Journal of Vascular and Interventional Radiology, 2007, 18: 1576-1580.

[108] Weinfurtner K, Forde K. Hepatopulmonary syndrome and portopulmonary hypertension: current status and implications for liver transplantation. Curr Hepatol Rep, 2020, 19 (3): 174-185.

[109] Nayyar D, Man HS, Granton J, et al. Proposed management algorithm for severe hypoxemia after liver transplantation in the hepatopulmonary syndrome. American Journal of Transplantation, 2015, 15. 903-913

[110] Govindan ML, Kuo KW, Mahani MG, et al. Refractory hypoxemia caused by hepatopulmonary syndrome: a case report. J Med Case Rep, 2014, 8: 418.

[111] Li N, Wu Q, Meng J, et al. Macitentan treatment of portopulmonary hypertension with hepatopulmonary syndrome: a case report and literature review. ESC Heart Fail, 2023, 10(4): 2718-2721.

[112] Fallon MB, Mulligan DC, Gish RG, et al. Model for end-stage liver disease（MELD）exception for hepatopulmonary syndrome. Liver Transplantation, 2006, 12: S105-S107.

2 肝肺综合征的微创诊断方法研发与应用

2.1 基于肺通过时间的肝肺综合征诊断方法
构建与验证

2.1.1 引言

肝肺综合征是在长期慢性肝脏疾病或门静脉高压的情况下，出现肺内血管扩张及继发氧合功能障碍的一种临床综合征。这种综合征的发病机制尚不清楚，尽管肺内一氧化氮的产生和血管生成的增加与肺内血管扩张的发生有关，包括弥漫性或局限性的异常扩张的肺毛细血管和较少见的动静脉交通。肝肺综合征不仅发生于肝硬化患者，也可出现在布-加综合征及肝癌等多种疾病患者[1, 2]。在患有慢性肝病的成人和儿童中，肝肺综合征的患病率分别为 5%～32%和 3%～29%。由于肝肺综合征使患者生活质量和存活率降低，患有这种综合征的患者优先进行肝移植。肝肺综合征会严重影响患者预后，其经治后五年生存率仅有 67%[3]。因此对肝肺综合征患者的早期诊断不仅对患者的病情判断有必要，而且可以指导患者治疗方案的制定。

诊断肝肺综合征需要通过增强超声心动图（contrast enhanced echocardiography，CEE）和年龄校正的 $P(A\text{-}a)O_2$ 分别显示肺内血管扩张和动脉氧合缺陷。目前肝肺综合征的诊断方法主要包括动脉血气分析、肺功能检查、经胸部增强超声心动图、核素肺灌注扫描及肺动脉造影。其中最为重要的检查是增强超声心动图，通过向静脉内注射水溶空气，观察左心显影的微小气泡来证实肺内分流的存在[4]。该方法为一种侵入性检查，且易受肺内疾病、心脏分流及检查者主观因素的影响。而且在心包炎、心包积液、胸腔积液等患者中常无法进行观察。在 7%～22%的患者中，由于心内分流和超声心动图窗口显示不清，增强超声心动图无法获得决定性的结果。进一步来说，增强超声心动图无法将肺内分流的程度进行分型，这不利于对患者的治疗进行分层。Hurtado-Cordovi 等发现 1 例丙肝致肝硬化患者存在低氧血症，$P(A\text{-}a)O_2$ 为 49.5mmHg，在行增强超声心动图检查时发现患者存在卵圆孔未闭,因此增强超声心动图虽然观察到左心系统出现大量微小气泡,仍无法确认其来源,导致该例患者增强超声心动图检查失败,无法进行肝肺综合征的诊断[5]。因此,亟须一种新的检查手段,弥补增强超声心动图诊断肝肺综合征的不足。

^{99m}Tc-MAA 肺灌注扫描通过将放射性核素 ^{99m}Tc-MAA 注入患者外周静脉,比较穿过肺内的量与总剂量的比例对肝肺综合征进行判断。^{99m}Tc 作为一种放射性元素,可在肺部产生相应信号,通过一台专用的核素扫描仪进行扫描,可以获得 ^{99m}Tc-MAA 在全身各脏器的分布情况。该检查方法不需要对患者进行手术或侵入性操作,且辐射剂量较低。虽然其安全性较高,但也存在一些缺点和潜在的并发症。首先,^{99m}Tc-MAA 肺灌注核素扫描不适合孕妇和哺乳期妇女,但需要明确:对于其他患者来说,其暴露于放射线的风险非常小,远低于其他医学检查方法,如 X 线或 CT 扫描。其次,在患者合并肺功能不全等慢性肺病的情况下,^{99m}Tc-MAA 肺灌注扫描所得出的定量分析结果可能会产生误诊。因此,医生需要结合其他临床表现和检查结果来进行综合判断。最后,^{99m}Tc-MAA 肺灌注扫描有潜在并发症,如过敏反应或皮肤刺激。过敏反应包括呼吸困难、皮肤发红、荨麻疹等,但这种情况罕见。皮肤刺激通常是由于贴在患者胸部的电极片或胶带引起的,可能会导致轻微的皮肤疼痛或红斑。这些并发症通常是短暂的,可以通过治疗得到缓解。

^{99m}Tc-MAA 肺灌注扫描是增强超声心动图检测肺内血管扩张的一种替代方法,并可用于肺内分流程度的量化。然而,这种扫描不能区分心内分流和肺内分流,而且不如增强超声心动图敏感,特别是对于轻、中度肝肺综合征患者。因此,它仅被视为增强超声心动图的补充而不是替代。肺通过时间(pulmonary transit time,PTT)是血液从肺动脉主干到左心房的转运时间。它可以从不同的成像方式(如超声心动图、X 线片和磁共振成像)获得,主要用于评估心肺功能。来自增强超声心动图的 PTT 也被证明对检测肺内血管扩张和量化肺内分流程度有潜在的帮助;肺内血管扩张患者的肺通过时间值低于非肺内血管扩张患者($1\sim3.8s$ $vs.$ $4s$),并与肝肺综合征患者的低氧血症程度显著相关($r=0.52$);然而,在心内分流和超声心动图窗显示不清的患者中,增强超声心动图所得的 PTT 是不可靠的。

肺动脉造影是一种经典的介入性检查方法,通过向患者体内注入造影剂,然后使用 X 线或 CT 扫描来显示肺动脉和肺血管的情况。它通常用于以下情况。①肺栓塞的诊断:肺栓塞是指肺动脉或其分支的血管内的血栓形成,肺动脉造影可以检测到血管中的血栓。②肺血管疾病的诊断:肺动脉造影可以用于诊断肺动脉高压、肺动脉狭窄和其他肺血管疾病。③评估肺循环的情况:肺动脉造影可以评估肺循环的血流动力学状况,包括肺动脉压和血流量。④治疗性介入操作的指导:在某些情况下,肺动脉造影可以用于指导治疗性介入操作,如肺动脉球囊扩张术和支架植入术等。肺动脉造影作为一种成熟的介入操作在临床上得到了广泛的使用，尤其在诊断肺栓塞、动静脉瘘等方面已成为金标准[6]。由于肺动脉造影不受心包炎、心包积液、心内分流、胸部脂肪层过厚及胸腔积液等的影响，可以在很大程度上弥补增强超声心动图的缺陷。因此即使在有心内分流的患者中，其检测结果也是可靠的，血管造影术导管可以选择性地放置在肺动脉干中。此外，肺血管造影术可以识别适合经导管栓塞术的动静脉交通，在相同的过程中可以测量平均肺动脉压来筛查门静脉高压。同时，肺动脉造影也是对肝肺综合征进行分型的金标准。在肺动脉造影后可直接进行肺动脉栓塞术，对Ⅰ型和Ⅱ型肝肺综合征中均可以实现一定的治疗效果[7]。肝肺综合征患者由于存在肺内血管的增粗及血流的重新分布，常可在肺动脉造影中观察到某些特征，如外周肺动脉增粗、静脉提前充盈等（图2-1），这些特征可能可以作为诊断肝肺综合征的有效指标。然而截至目前，尚无文献系统地描述与评价肺动脉造影在肝肺综合征患者中的诊断价值[8]。本文的目的旨在观察和比较肝肺综合征与非肝肺综合征患者的肺动脉造影征象，系统和定量地描述肝肺综合征患者肺动脉造影表现，分析其对肝肺综合征的诊断价值。

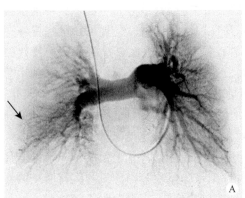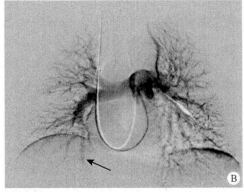

图 2-1　肺动脉造影特征

A. 一名65岁中度肝肺综合征男性患者的肺动脉造影显示海绵状外观（箭头）；B. 一名52岁轻度肝肺综合征男性患者的肺动脉造影显示远端血管扩张（箭头）

2.1.2　材料与方法

本节研究前瞻性地分析了2014年12月至2015年9月期间在四川大学华西医院拟接受静脉介入性放射手术（即经颈静脉肝内门体分流术、球囊闭塞逆行经静脉闭塞术、肝静脉和下腔静脉球囊成形术、肝静脉压力梯度测量等）的慢性肝病和（或）门静脉高压症患者。所有的慢性肝病和门静脉高压症的诊断均通过临床、实验室、影像学和必要时的组织学结果进行确定。将患者按照诊断标准分为两组：肝肺综合征组（HPS）和非肝肺综合征组（non-HPS）。本项前瞻性诊断性队列研究获得了四川大学华西医院机构审查委员会的批准（伦理批准号：2014-216），所有患者均提供了书面的知情同意书。

1. 肝肺综合征的诊断标准

（1）根据超声、CT 或 MRI、实验室检查等确诊患者存在慢性肝脏疾病，如肝硬化、门静脉高压等。

（2）增强超声心动图（CEE）于左心显影 4～6 个心动周期后发现右心微小气泡显影，认定为增强超声心动图阳性。

（3）无其他原因可解释的直立位动脉血气分析异常，包括 $PaO_2 < 80mmHg$ 或 $P(A\text{-}a)O_2 \geqslant 15mmHg$，其计算方法为 $P(A\text{-}a)O_2 = (FiO_2[P_{atm} - P_{H_2O}] - [PaCO_2/0.8]) - PaO_2$，其中 FiO_2 为吸入氧浓度，P_{atm} 为大气压力，P_{H_2O} 为体温时的水蒸气分压，$PaCO_2$ 为动脉血二氧化碳分压。

根据 PaO_2 水平可以将肝肺综合征的程度分为 4 个等级。参见第 1 章第 1.6 节中肝肺综合征的程度等级相关内容。

2. 纳入标准

（1）年龄≥18 周岁，性别不限。

（2）完成了肝肺综合征相关检查、肝脏功能检查、直立位动脉血气分析、增强超声心动图、肺功能测定和胸部正侧位 X 线（或胸部 CT）检查。

（3）自愿行肺动脉造影术，并签署知情同意书。

所有患者均需接受动脉血气分析，受试者直立，呼吸室内空气，并进行胸部平片、肺功能检查、增强超声心动图、^{99m}Tc-MAA 肺灌注扫描，并在计划的静脉介入放射治疗前立即进行肺动脉造影。

3. 排除标准

（1）严重肺动脉高压：肺动脉主干压力≥35mmHg。

（2）存在内源性心肺疾病[第 1 秒用力呼气量（FEV_1）占用力肺活量的百分比 <70%；肺总量小于预计肺总量的 70%，肺动脉收缩压>35mmHg，QT 间期>RR 间期的 50%]。

（3）造影剂及其替代品过敏。

（4）存在心内分流，无法根据增强超声心动图判断肝肺综合征的患者。

（5）不稳定的心律失常及心功能不全：左心室射血分数（ejection fraction,

EF）＜50%或右心室射血分数＜40%[9, 10]。

（6）主动脉瓣口面积＜0.5cm²[11]：主动脉瓣狭窄是指主动脉瓣口（左心室和主动脉之间）变窄导致血液流经主动脉瓣时受到阻碍，0.5cm² 以下的主动脉瓣口狭窄被认为是中度到重度狭窄的表现。

（7）正在发作的心肌梗死或持续性胸痛伴心电图 ST 段下降超过 0.3mV。

（8）主动脉狭窄、肺动脉瓣或三尖瓣狭窄和肺动脉严重畸形[12]。

（9）急性肾功能不全：肌酐＞140μmol/L 或超过 6 小时尿量＜0.5ml/（kg·h）。

（10）6 个月以内进行过手术或有外伤。

（11）存在活动性感染征象：指患者体内存在某些生理指标或临床表现，提示其正在经历感染或炎症反应。这些指标和表现可能包括体温升高、白细胞计数增加、C 反应蛋白水平升高、红细胞沉降率加快、局部红肿热痛等。

（12）妊娠妇女。

（13）存在已知的肿瘤。

（14）既往经颈静脉肝内门体分流术或外科分流术：其中外科分流术主要包括吻合式门体分流术，将门静脉与体静脉进行吻合，使门静脉血流通过体静脉流入下腔静脉，从而降低门静脉高压。侧支分流术：在门静脉和脾静脉之间建立侧支通路，使门静脉的部分血流流入脾静脉，从而缓解门静脉高压。人工血管分流术：在门静脉和脾静脉之间植入一个人工血管，使门静脉的部分血流通过膜状物进入脾静脉，从而降低门静脉高压。间接分流术（indirect shunt surgery）：通过切除胃或结肠部位的一段肠道，使门静脉和肠道之间建立侧支通路，从而减轻门静脉高压。扩张式分流术（dilatation shunt surgery）：在门静脉和体静脉之间建立一个扩张的通路，使门静脉的部分血流流入体静脉，从而缓解门静脉高压。

（15）不愿参与研究或签署知情同意书。

4. 盲法

在进行增强超声心动图实验的过程中，由一名实验员记录实验结果。同时，为了收集肺动脉造影及 ⁹⁹ᵐTc-MAA 肺灌注扫描数据，需要两名数据收集者。这两名收集者需要具备相应的知识以准确地收集和记录数据，并确保实验结果的准确性。此外，还需要两名影像学资料评估者，且必须具有相关专业知识和经验，以对实验结果进行评估和分析。为了避免偏见和误导，这 5 名工作人员必须独立工作，以实现互盲状态。

5. 数据采集

（1）常规数据：所有患者除肝肺综合征诊断所必需的肝功能检查、直立位动脉血气分析、增强超声心动图及肺功能测定外，还需采集以下主要数据。①基本数据：性别、年龄、体质指数（body mass index，BMI）。②主要肝病体征：蜘蛛痣、肝掌、杵状指、发绀及呼吸困难。③病因。④并发症：食管胃底静脉曲张破裂出血、腹腔积液、肝性脑病、门静脉血栓及门静脉海绵样变等。⑤实验室检查：血常规、肾功能检查、大便隐血试验、凝血检查等。

（2）次要数据：①^{99m}Tc-MAA 肺灌注扫描后计算得到的脑分流比，其计算公式为分流比=（脑/0.13）/（肺+脑/0.13），其中"脑""肺"分别代表脑部和肺部感兴趣区（region of interest，ROI）放射性总量。②相关病史：肝病病史、吸烟、饮酒史。③肝性脑病心理学评分。④呼气一氧化氮含量测定。

（3）肺动脉造影传统定性观察指标：肺部血管海绵状改变（spongy appearance）、远端血管扩张（distal vascular dilatation）、胸膜下毛细血管扩张（sub-pleural telangiectasia）、静脉提前充盈（early venous filling）、动静脉畸形（arteriovenous malformation）[8, 13]，并评估肺动脉造影的技术成功率和手术相关并发症，如肺动脉损伤、肺水肿、肺栓塞、心包填塞、心搏骤停、心律异常等。

（4）肺动脉造影定量观察指标：①左心房充盈时间（left atrium filling time），即 DSA 连续图像上，造影剂从导管头端射出到左心房右下缘在剪影图像上显影的时间差，见图 2-2 和图 2-3；②主动脉弓充盈时间（aortic arch filling time），即 DSA 连续图像上，造影剂从导管头端射出到主动脉弓在剪影图像上显影的时间差；③左、右肺动脉降支最大直径定义为在正位肺动脉造影上，左、右肺动脉分叉后，降支可测得的最大直径，见图 2-2 和图 2-3；④肺动脉主干压力，即 6 French 猪尾导管置于肺动脉主干分叉远端 1～3cm 处，利用测压仪直接测得的肺动脉主干压力[14, 15]。

（5）增强超声心动图（CEE）：在两个 Luer-Lock 注射器（10ml）中搅拌 9.5ml 生理盐水和 0.5ml 空气，通过三向旋塞连接以产生微泡。通过放置在上肢的静脉导管注射搅动的生理盐水。采用胸骨旁四腔切面二维超声心动图检测微泡。微泡在右心腔出现 3～6 个心动周期内在左心腔内检测到微泡，则判断为阳性。微泡共注射不超过 3 次，任意一次出现阳性表现则判定为增强超声心动图阳性。微泡首次出现在右心腔后 3 个心动周期内，在左心腔内出现微泡提示存在心内分流。阴性结果定义为注射 3 次后在左心腔内未检测到微泡。

6. 肺动脉造影的技术与方法

本节研究使用 Allura Xper FD 20 数字剪影血管造影系统，高压注射器为动力注射器（Mark-V Provis），造影剂为非离子造影剂碘海醇注射液（欧乃派克）（350mgI/ml）。

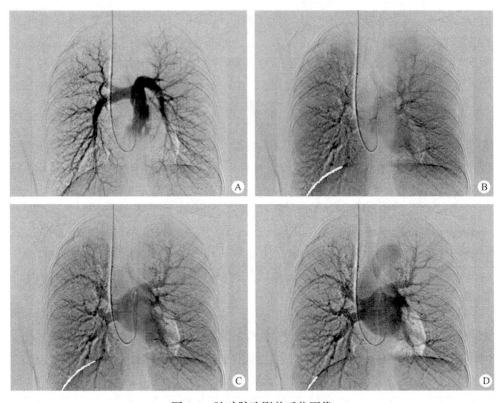

图 2-2　肺动脉造影前后位图像

A. 肺动脉造影动脉期，可于此期对肺动脉形态和肺动脉各级血管直径进行测定；B. 肺动脉造影实质期末至静脉期早期，左心房下缘已可见模糊的边缘；C. 肺动脉造影静脉期中期，左心房下缘清晰显影，此时可用于左心房显影时间的测定；D. 肺动脉造影静脉期晚期，可见主动脉弓清晰显影

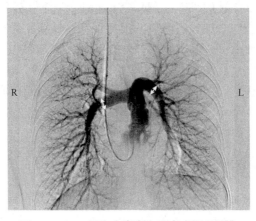

图 2-3　左、右肺动脉降支最大直径的测定

患者平卧于造影检查床上，在患者清醒镇静和（或）局部麻醉（取决于计划的介入放射学操作）的情况下，经颈静脉或经股动脉入路（取决于计划的介入放射学操作），穿刺成功后，置入≥6 French 的血管鞘。在软导丝的引导下，6 French 猪尾导管通过上腔静脉或下腔静脉经右心进入肺动脉主干。将猪尾导管头端置于肺动脉分叉以下 1～3cm 处。以 XDY-2003B 多道心电血压仪测定肺动脉压力。若肺动脉压力大于或等于 35mmHg，停止肺动脉造影操作；若肺动脉压力小于 35mmHg，行前后位肺动脉造影（帧频，6 帧/秒；流速，25ml/s；总量，50ml）。肺动脉造影后，以软导丝为支撑，拉直猪尾导管，缓慢将猪尾导管从肺动脉撤出。如有必要，可随后进行患者所需的其他手术操作，如 TIPS、布-加综合征下腔静脉（肝静脉）成形术等。通过观察肺动脉造影图像判断是否有任何可见的肺内动静脉交通、海绵状外观（即弥漫性或局部血管数目增加）、远端血管扩张和早期静脉充盈（即没有明显的介入性动脉排空或毛细血管相）。此外，肺通过时间（PTT）通过"逐帧"播放肺动脉造影图像来确定。肺动脉造影结果的解读需要由具有丰富经验的介入放射科医师进行，并采取多重判断的方式来确保结果的准确性和可靠性。首先，肺动脉造影结果的解读由两位分别有 12 年和 10 年经验的介入放射科医师进行判断，工作经验保证了他们具有对此类检查结果的丰富经验。其次，如果这两位医师的判断结果不一致，会邀请一位具有 20 年介入放射经验的医师进行最终裁决。这意味着在存在争议或不确定性的情况下，采用了多重专业意见来达成共识和最终结论，以确保结果的准确性和可靠性。这三位医师都没有预先了解患者的具体情况和病史，从而减少主观因素的影响，使得结果更加客观和可信。

对于因心脏敏感导丝、导管无法通过右心的患者，根据心脏彩超间接测得的肺动脉压力值，决定是否行心房造影。心房造影同样采用 6French 猪尾导管，将猪尾导管置于右心房，按前后位行右心房造影（帧频，6 帧/秒；流速，25ml/s；总量，50ml），余同上。此时，左心房充盈时间、主动脉弓充盈时间的计算以造影剂进入肺动脉主干为起始，余测量条件不变。

7. ^{99m}Tc-MAA 肺灌注扫描

患者吸入室内空气保持坐姿 10 分钟后，穿刺患者外周静脉（如肘正中静脉），注射 2mCi ^{99m}Tc-MAA 颗粒（90%的 ^{99m}Tc-MAA 颗粒大小在 10～90μm）。随后患者立即转为仰卧位，并立即使用美国 SPECT/CT 显像系统对患者脑左侧位、脑右侧位、肺前位、肺后位、全身前位和全身后位进行数据采集。局部图像扫描时间为 2 分钟，全身扫描速度 15～25cm/min，矩阵 64×64，放大倍数 1.0。全部采集过程在注射后 20 分钟内完成。所有感兴趣区（ROI）由同一位具有 20 年核医学经验的医生（即影像学资料评估者）进行手工勾勒。除肾脏外，其余部位 ROI 的放射性计数由该区域前后（或左右）位放射性计数的几何平均值算出。由于周围组织的遮挡，在前位难以分清肾脏 ROI 边界，因此肾脏 ROI 放射性计数仅由后位肾脏放射性计数决定。按照 13% 的心输出量被输送到大脑，MAA 分流比是使用脑和肺周围的放射性计数的几何平均值（GMT）来计算的，如以下公式所示：（$GMT_{brain}/0.13$）/（$GMT_{brain}/0.13+GMT_{lung}$）。如果 MAA 分流比>6%，则认为结果为阳性。

8. 统计学方法

（1）相关软件：数据统计及图表制作软件使用 SPSS（版本 21.0）和 MedCalc 统计软件（版本 15.2.2）。

（2）统计标准：以 0.05 为统计阈值概率，当 $P<0.05$ 时否定原假设，认为该差异有统计学意义。所采集的数据一般保留一到两位小数，P 值一般保留两位小数。

（3）数据分析：进行单因素分析时，计数资料采用 χ^2 检验（Chi-square test）；连续性变量中，符合正态分布的资料采用"平均数±标准差"表示，组间比较采用 Student's t 检验；非正态分布资料采用"中位数（较小四分位数，较大四分位数）"表示，组间比较采用 Mann-Whitney U 检验或 Wilcoxon 秩和检验。多因素分析采用二元 Logistic 回归分析对指标进行判别归类，并根据优势比（odds ratio, OR）评估该检测指标阳性时患病危险性。当多因素分析后阳性指标不少于两个时，建立回归方程并分析其诊断效能。

（4）诊断价值评估：对于筛选出的阳性影像学诊断指标，计算其敏感性（sensitivity, Sen）、特异性（specificity, Spe）、阳性预测值（positive predictive value, PPV）、阴性预测值（negative predictive value, NPV）及粗符合率（crude accuracy, CA）。采用受试者工作特征曲线（receiver operating characteristic curve, ROC 曲线）及其相应的曲线下面积（area under the curve, AUC）评估某一指标对疾病的诊断和识别能力，进而筛选最佳的诊断临界值。最佳临界值的选择依据 Youden 指数，即（Sen+Spe−1）取最大值时的变量值。

2.1.3　结果

（1）一般情况：共计 61 名患者被认为符合纳入条件。在这些患者中，8 人因超声心动图无法显示完整的四腔心（$n=3$）、存在心内分流（$n=2$）、存在已知恶性肿瘤（$n=1$）和既往 TIPS（$n=2$）而被排除。本节研究共纳入 53 名患者，所有患者均为亚裔黄种人，其中 52.8% 为男性，见表 2-1。其中最主要肝病病因为 HBV 感染，共 17 人，占所有患者总数的 32%，其次为布-加综合征（Budd-Chiari syndrome, BCS）14 人（26%），酒精性肝病 8 人（15%），HCV 感染 2 人（4%）

等。以上其中存在肺内血管扩张的患者 28 人，无肺内血管扩张的患者 25 人。

有和无肺内血管扩张的患者之间以及有和无肝肺综合征的患者之间的基本特征分别列于表 2-1 和表 2-2。在肺内血管扩张患者中，20 例（38%）P(A-a)O$_2$ 升高，被认为患有肝肺综合征，其中 1 例（5%）为极重度肝肺综合征，11 例（55%）为中度肝肺综合征，8 例（40%）为轻度肝肺综合征。患者选择过程的流程如图 2-4 所示。

表 2-1　肺内血管扩张和非肺内血管扩张患者的基本特征

	肺内血管扩张（n=28）	非肺内血管扩张（n=25）	P
年龄（岁）	52.1±11.4	52.6±14.1	0.898
性别（男/女）	12/16（43/57）	16/9（64/36）	0.170
肝病病因			0.371
酒精性	4（14）	4（16）	
HBV 感染	8（29）	9（36）	
HCV 感染	1（2）	1（2）	
布-加综合征	8（29）	6（24）	
血吸虫性	1（2）	1（2）	
其他	6（24）	4（16）	
Child-Pugh 评分	6.6±1.5	6.2±1.4	0.402
Child-Pugh 分级			0.551
A 级	16（57）	17（68）	
B 级	10（36）	8（32）	
C 级	2（7）	0（0）	
MELD 评分	10.2±2.4	10.2±2.1	0.976
腹腔积液	14（50）	11（44）	0.785
肝性脑病	2	1	
食管胃底静脉曲张破裂出血	16（57）	16（64）	0.779
门静脉血栓及海绵样变	5	4	
实验室指标			
总胆红素（mg/dl）	1.5±1.0	1.3±0.5	0.986
白蛋白（g/L）	35.1±6.0	36.9±4.4	0.207
肌酐（μmol/L）	69±15	80±17	0.014
INR	1.28±0.17	1.28±0.21	0.901
心输出量（L/min）	5.0±1.0	4.9±1.2	0.638

注：部分数据以平均值±标准差或数量（百分比，%）表示；HBV，乙型肝炎病毒；HCV，丙型肝炎病毒；INR，国际标准化比值。

表 2-2　肝肺综合征和非肝肺综合征患者的基本特征

	肝肺综合征（n=20）	非肝肺综合征（n=33）	P
年龄（岁）	54.6±11.3	51.0±13.4	0.323
性别（男/女）	9/11（45/55）	19/14（58/42）	0.374
肝病病因			
酒精性	4（20）	4（12）	
HBV 感染	6（30）	11（33）	
HCV 感染	1（2）	1（2）	
布-加综合征	4（20）	10（30）	
血吸虫性	1（2）	1（2）	
其他	4（20）	6（30）	
Child-Pugh 评分	6.8±1.6	6.2±1.3	0.184
Child-Pugh 分级			0.189
A 级	11（55）	22（67）	
B 级	7（35）	11（33）	
C 级	2（10）	0（0）	
MELD 评分	10.3±2.5	10.1±2.1	0.842
腹腔积液	9（45）	16（48）	＞0.999
肝性脑病	2	1	
食管胃底静脉曲张破裂出血	12（60）	20（61）	0.965
门静脉血栓及海绵样变	5	4	
临床表现			
蜘蛛痣	9	8	0.10
肝掌	2	6	0.69
杵状指	5	2	0.08
呼吸困难	5	2	0.08
发绀	9	2	0.62
实验室指标			
总胆红素（mg/dl）	1.6±1.2	1.3±0.5	0.941
白蛋白（g/L）	34.1±5.7	37.0±4.9	0.053
肌酐（μmol/L）	65±12	80±17	0.001
INR	1.28±0.18	1.28±0.20	0.876
心输出量（L/min）	5.2±1.1	4.8±1.0	0.341

注：部分数据以平均值±标准差或数量（百分比，%）表示；HBV，乙型肝炎病毒；HCV，丙型肝炎病毒；INR，国际标准化比值。

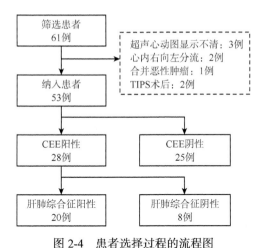

图 2-4 患者选择过程的流程图

TIPS，经颈静脉肝内门体分流术；CEE，增强超声心动图

（2）肺动脉造影相关数据：肺内血管扩张组与非肺内血管扩张组患者间的平均肺动脉压读数差异无统计学意义[（13.3±2.8）mmHg *vs.*（13.9±3.5）mmHg；*P*=0.390]；所有患者的肺血管造影在技术上都是成功的，患者没有并发症。表 2-3 和表 2-4 分别列出了肺内血管扩张和非肺内血管扩张患者之间以及肝肺综合征和非肝肺综合征患者之间的肺血管造影结果。所有患者无任何可见的动静脉瘘。肝肺综合征与非肝肺综合征患者之间海绵状显影和远端血管扩张（30% *vs.* 9%和 55% *vs.* 36%；*P*=0.067 和 *P*=0.185）均无显著的统计学差异。肺内血管扩张的患者早期静脉充盈的比例显著高于非肺内血管扩张患者（39% *vs.* 8%，*P*=0.011）。肺内血管扩张组肺通过时间明显短于非肺内血管扩张组[中位数 3.50s *vs.* 3.97s（四分位区间 3.66～4.17s；*P*=0.009）]，也显著短于非高血压组[中位数 3.34s 比 4.0s（四分位区间 3.67～4.17s；*P*<0.001）]。肺内血管扩张组与肝肺综合征组肺通过时间差异无统计学意义[中位数 3.50s（范围 3.17～4.0s）*vs.* 3.34s（范围 3.01～3.67s），*P*=0.245]。

表 2-3 肝肺综合征相关指标——以肺内血管扩张进行分组

	肺内血管扩张（*n*=28）	非肺内血管扩张（*n*=25）	*P*
MAA 分流比（%）	4.8±6.9	3.3±1.4	0.974
PaO$_2$（mmHg）	82.6±14.3	91.2±11.8	0.020
PaCO$_2$（mmHg）	36.5±3.6	34.9±4.9	0.168
P(A-a)O$_2$（mmHg）	21.7±13.7	15.6±11.4	0.085

注：MAA，聚合白蛋白；PaO$_2$，动脉血氧分压；PaCO$_2$，动脉血二氧化碳分压；P(A-a)O$_2$，肺泡-动脉氧分压差。

围手术期未见肺动脉损伤、肺水肿、肺栓塞、心包填塞、心搏骤停等手术相关并发症。3 例患者在导丝通过右心室时发生快室率性心律失常，停止操作后 5 分钟内均恢复正常心律。

表 2-4 肝肺综合征相关指标——以肝肺综合征进行分组

	肝肺综合征（$n=20$）	非肝肺综合征（$n=33$）	P
MAA 分流比（%）	5.7 ± 7.9	3.2 ± 1.3	0.235
PaO_2（mmHg）	76.9 ± 12.3	92.6 ± 11.0	<0.001
$PaCO_2$（mmHg）	36.8 ± 2.7	35.2 ± 4.9	0.140
$P(A\text{-}a)O_2$（mmHg）	26.9 ± 12.4	13.9 ± 10.7	<0.001

注：MAA，聚合白蛋白；PaO_2，动脉血氧分压；$PaCO_2$，动脉血二氧化碳分压；$P(A\text{-}a)O_2$，肺泡-动脉氧分压差。

肺动脉造影技术成功率为 94%，其中 3 例患者因右心室敏感而行右心房造影。所有患者中，62%的患者存在远端血管扩张，17%的患者出现海绵状改变肺动脉造影典型改变如图 2-5 和图 2-6 所示。肺内血管扩张组与非肺内血管扩张组患者间均无统计学差异，均未发现胸膜下血管扩张及肺动静脉瘘，所有肝肺综合征均为 I 型。

（3）多因素分析：在有无肺内血管扩张患者间有显著差异的变量中，PaO_2 与 $P(A\text{-}a)O_2$ 显著相关（$r=-0.91$；$P<0.001$），PTT 与 PaO_2（$r=0.44$；$P=0.020$）和 $P(A\text{-}a)O_2$（$r=-0.41$；$P=0.031$）显著相关（图 2-7、图 2-8）。而肺通过时间与肌酐（$P=0.173$）、白蛋白（$P=0.459$）、Child-Pugh 评分（$P=0.994$）均无相关性。多因素 Logistic 回归分析显示，肺通过时间和血肌酐水平与肺内血管扩张[优势比（OR）分别为 5.299

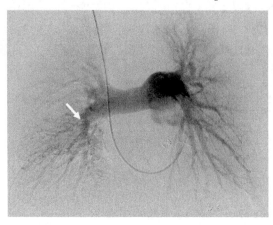

图 2-5 肺动脉造影提示右肺动脉降支血管扩张（白色箭头所示）

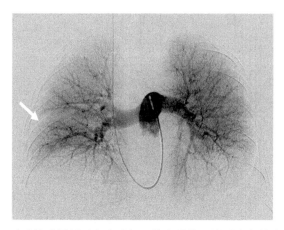

图 2-6 肺动脉造影提示存在肺部血管海绵状显影（白色箭头所示）

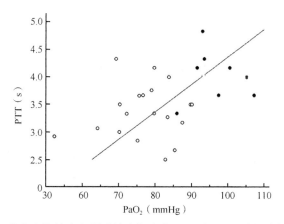

图 2-7 肺内血管扩张和肝肺综合征患者 PTT 和 PaO₂ 的相关性分析[6]

白点代表肝肺综合征患者[增强超声心动图阳性，P(A-a)O₂升高]；黑点代表单独存在肺内血管扩张患者[增强超声心动图阳性，P(A-a)O₂未见明显升高]。肝肺综合征患者 PaO₂ 与 PTT 无相关性（P=0.648）。对于肺内血管扩张患者，PaO₂ 与 PTT 呈正相关（r=0.44；P=0.020）。PTT：肺通过时间；PaO₂：动脉血氧分压；P(A-a)O₂：肺泡-动脉氧分压差

和 1.055；95%CI 分别为 1.370～20.502 和 1.007～1.105；P=0.016 和 P=0.023]独立相关，也与肝肺综合征（OR 分别为 22.466 和 1.085；95%CI 分别为 3.252～155.186 和 1.017～1.158；P=0.002 和 P=0.013）独立相关（表 2-5、表 2-6）。Hosmer-Lemesow 拟合优度检验表明，用于识别与肺内血管扩张和肝肺综合征相关变量的 Logistic 回归模型与数据符合得很好（分别为 P=0.505 和 P=0.106）。

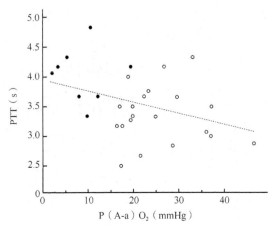

图 2-8　肺内血管扩张和肝肺综合征患者 PTT 与 P(A-a)O₂ 的相关性分析[6]

白点代表肝肺综合征患者[增强超声心动图阳性，P(A-a)O₂ 升高]；黑点代表单独存在肺内血管扩张患者[增强超声心动图阳性，P(A-a)O₂ 未见明显升高]。肝肺综合征患者 P(A-a)O₂ 与 PTT 无相关性（$P=0.564$）。对于肺内血管扩张患者，P(A-a)O₂ 与 PTT 呈正相关（$P=0.031$）。PTT，肺通过时间；PaO₂，动脉血氧分压；P(A-a)O₂，肺泡-动脉氧分压差

表 2-5　肺内血管扩张（IPVD）的多变量 Logistic 回归分析

	变量	β 系数	SE	P	OR	95%CI
步骤 1	年龄	0.027	0.029	0.347	1.028	0.971～1.088
	性别	−0.842	0.686	0.220	0.431	0.112～1.654
	血肌酐水平	0.046	0.024	0.057	1.047	0.999～1.098
	肺通过时间	1.921	0.772	0.013	6.830	1.504～31.017
	常数	−10.690	4.101	0.009		
步骤 2	性别	−0.690	0.656	0.293	0.502	0.139～1.816
	血肌酐水平	0.050	0.024	0.039	1.051	1.003～1.102
	肺通过时间	1.707	0.710	0.016	5.510	1.371～22.143
	常数	−8.900	3.468	0.010		
步骤 3	血肌酐水平	0.053	0.024	0.023	1.055	1.007～1.105
	肺通过时间	1.668	0.690	0.016	5.299	1.370～20.502
	常数	−9.981	3.250	0.002		

注：SE，标准误；OR，优势比；CI，置信区间。

表 2-6　肝肺综合征（HPS）的多变量 Logistic 回归分析

	变量	β 系数	SE	P	OR	95%CI
步骤 1	年龄	−0.025	0.036	0.492	0.975	0.909～1.047
	性别	0.160	0.810	0.843	1.174	0.240～5.745

续表

	变量	β 系数	SE	P	OR	95%CI
	血肌酐水平	0.086	0.034	0.012	1.090	1.019~1.165
	肺通过时间	3.097	1.003	0.002	22.134	3.097~158.186
	常数	−15.425	4.955	0.002		
步骤 2	年龄	−0.024	0.036	0.508	0.977	0.910~1.048
	血肌酐水平	0.085	0.033	0.011	1.089	1.020~1.162
	肺通过时间	3.090	1.001	0.002	21.981	3.087~156.504
	常数	−15.157	4.755	0.001		
步骤 3	血肌酐水平	0.082	0.033	0.013	1.085	1.017~1.158
	肺通过时间	3.112	0.986	0.002	22.466	3.252~155.186
	常数	−16.297	4.495	13.145		

注：SE，标准误；OR，优势比；CI，置信区间。

（4）肺动脉造影阳性指标的诊断价值：PTT 检测肺内血管扩张和诊断肝肺综合征的 AUC 值分别为 0.71（95%CI，0.57~0.83）和 0.83（95%CI，0.70~0.92）（图 2-9）。根据 Youden 指数，PTT 检测肺内血管扩张和诊断肝肺综合征的最佳界值分别为 3.55s 和 3.55s。PTT<3.55s 检测肺内血管扩张和诊断肝肺综合征的敏感性、特异性和准确性分别为 54%、84%、68%和 70%、85%和 79%（图 2-10）。

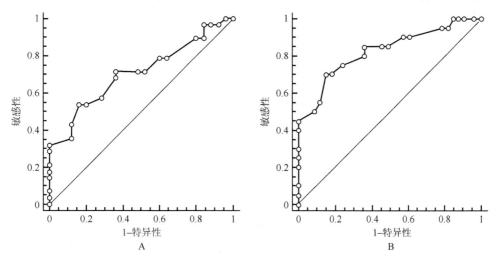

图 2-9　检测肺内血管扩张的肺通过时间受试者工作特征曲线（左）和诊断肺内血管扩张的肺通过时间的受试者工作特征曲线（右）[6]

PTT 检测肺内血管扩张的 AUC 为 0.71（95%CI，0.57~0.83）；PTT 诊断肝肺综合征的 AUC 为 0.83（95%CI，0.70~0.92）

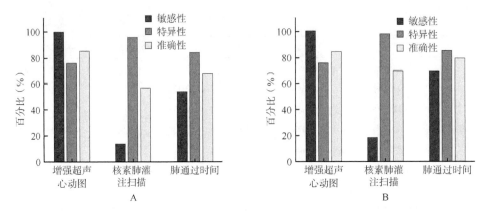

图 2-10　增强超声心动图、核素（^{99m}Tc-MAA）肺灌注扫描和肺通过时间对肺内血管扩张和肝
肺综合征的诊断价值[6]

（A）增强超声心动图、核素肺灌注扫描和肺通过时间检测肺内血管扩张的敏感性、特异性和准确性。（B）增强超
声心动图、核素肺灌注扫描和肺通过时间诊断肝肺综合征的敏感性、特异性和准确性

MAA 分流比＞6%诊断肺内血管扩张和肝肺综合征的敏感性、特异性和准确性分别为 14%、96%、57%和 19%、97%和 70%。在 P(A-a)O₂ 升高的患者中，PTT＜3.55s 和 MAA 分流比＞6%诊断肝肺综合征的敏感性、特异性和准确性分别为 70%、94%和 85%和 19%、100%和 100%。

2.1.4　讨论

　　存在心内分流或增强超声心动图显示不清的患者进行肝肺综合征的诊断极具挑战性。^{99m}Tc-MAA 肺灌注扫描作为唯一已用于检测肺内血管扩张的替代增强超声心动图的方法，同样不能区分心内分流和肺内分流，而且敏感性较低，在轻、中度肝肺综合征患者中尤为突出。因此，探索超声心动图的其他替代方法来检测肺内血管扩张一直是一个非常热门的话题。

　　虽然肺动脉造影在 I 型和 II 型肝肺综合征诊疗中一直扮演着主要角色，但肺动脉造影仍不是一项必需的检查。当前公认的肝肺综合征患者肺动脉造影阳性表现有肺部血管海绵状改变、肺部及胸膜下（蜘蛛状）血管扩张、早期静脉充盈及肺动静脉瘘等[16, 17]。McAdams 等对 4 例肝肺综合征患者进行了肺动脉造影，在 2 例中观察到远端血管轻度扩张；2 例观察到中度扩张、早期静脉充盈及胸膜下蜘蛛状血管扩张，所有 4 例患者均未见局部肺动静脉瘘[8]。这些肺动脉造影表现在很多患者中并不明显[18]，因此以当前的肝肺综合征患者肺动脉造影特征定性诊断肝肺综合征可能会造成较多漏诊，这限制了肺动脉造影在肝肺综合征诊断中的广泛应用。著者认为，通过定量的方法深入分析和提取肺动脉血管影像学特征能够避免诊断者主观误差，且有机会发现肉眼无法察觉的一些特征性改变，如静脉充盈时间、肺动脉血管直径改变等。著者评估了来自肺血管造影的肺通过时间在肝肺综合征诊断中的作用，发现：①诊断肝肺综合征是可行的和准确的；②比 ^{99m}Tc-MAA 肺灌注扫描更敏感；③能够量化肺内分流的程度。

McAdams 等的研究中 2 例患者有中度远端血管扩张、胸膜下毛细血管扩张，这 2 例患者呼吸困难表现最严重、对呼吸纯氧的 PaO_2 反应最低，最有意思的是 McAdams 等发现这 2 例患者出现了早期静脉充盈这一现象[8]。这一现象随后也在多篇研究中得到了印证。在研究中发现肺内血管扩张患者早期静脉充盈的例数显著高于非肺内血管扩张患者（39% *vs.* 8%，*P*=0.011）。此外肺内血管扩张组肺通过时间明显短于非肺内血管扩张组，这说明肺通过时间具备进行肝肺综合征诊断的价值和潜力。

在本节研究中，肺通过时间<3.55s 检测肺内血管扩张和诊断肝肺综合征的 AUC、敏感性、特异性和准确性分别为 0.71（95%CI，0.57～0.83）、54%、84%、68%和 0.83（95%CI，0.70～0.92）、70%、85%、79%。此外，在 $P(A-a)O_2$ 升高的患者中，肺通过时间<3.55s 诊断肝肺综合征的特异性和准确性分别提高到 94% 和 85%。这些发现表明肺通过时间结果阳性的患者很可能患有肺内血管扩张和肝肺综合征，特别是那些 $P(A-a)O_2$ 升高的患者，而肺通过时间结果阴性的患者患肺内血管扩张或肝肺综合征的可能性较小[取决于患者是否 $P(A-a)O_2$ 升高]。

经食管增强超声心动图（CTEE）是一种通过食管内的超声探头来获取心脏超声图像的检查方法。相对于经胸部增强超声心动图，经食管增强超声心动图具有以下几个优势。①更高的分辨率：由于探头更靠近心脏，经食管增强超声心动图可以提供更高分辨率的心脏图像。这有助于医生更准确地观察心脏结构和功能，以及检测一些细微的病变。②更准确的诊断：经食管增强超声心动图可以提供更清晰的图像，使医生能够更准确地诊断心脏疾病。这对于一些病情较为复杂的患者来说尤为重要，如心脏瓣膜疾病或心肌梗死患者等。③无干扰：相比于经胸部增强超声心动图，经食管增强超声心动图没有肺部和骨骼组织的干扰，因此可以更清楚地观察心脏结构和功能。这对于肺部疾病较重的患者或肥胖患者来说尤为重要。④安全性高：尽管经食管增强超声心动图需要将探头插入食管，但该检查一般不需要麻醉。此外，由于不需要通过皮肤和肺部组织，因此与经胸部增强超声心动图相比，经食管增强超声心动图的并发症风险较小。经食管增强超声心动图是一种非常有用的检查方法，具有更高的分辨率、更准确的诊断、无干扰和安全性高等优点。然而，该检查方法需要将探头插入食管，是一种相对有创的检测方法。经食管增强超声心动图可以区分心内分流和肺内分流，而且不受影响增强超声心动图图像质量的条件的影响，但大部分医生认为食管静脉曲张患者是该检查的禁忌证[10, 19, 20]。此外，经食管增强超声心动图价格高昂，难以广泛使用。

在本节研究中，肺通过时间＜3.55s 检测肺内血管扩张和诊断肝肺综合征的敏感性分别为 54%和 70%，显著高于 MAA 分流比＞6%的诊断效果。提示肺血管造影得出的肺通过时间较 ^{99m}Tc-MAA 肺灌注扫描对肺内血管扩张的检测和肝肺综合征的诊断更敏感。然而，本项研究中绝大多数患者只有轻度到中度的肝肺综合征；因此，在重度到极重度肝肺综合征的患者中，肺通过时间＜3.55s 的敏感性是否也高于 MAA 分流比＞6%尚不确定。众所周知，动脉氧合缺陷程度与肺内分流程度有关，因此，如果肺通过时间与 PaO$_2$ 相关，则肺通过时间可以用来定量肺内分流的程度。在本节研究中，肺通过时间与 PaO$_2$ 显著相关（r=0.44；P=0.020），肺通过时间＜3.55s 有较好的阴性预测值（84%）。这些结果提示，肺通过时间可能能够量化肺内分流程度，重度或极重度高血压合并内源性心肺疾病患者的肺通过时间≥3.55s 提示低氧血症更有可能是由内源性心肺疾病引起的。值得注意的是，在目前的研究中，肺通过时间和 PaO$_2$ 之间的相关性可能被低估了，因为绝大多数患者是轻度到中度的肝肺综合征。

在慢性肝病合并低氧血症的患者中，增强超声心动图仍应作为检测肺内血管扩张和诊断肝肺综合征的首选方法，肺动脉造影得出的肺通过时间和 ^{99m}Tc-MAA 肺灌注扫描均可以作为该增强超声心动图的替代诊断方法。^{99m}Tc-MAA 肺灌注扫描也可以量化肺内分流的程度，但它不能区分心内分流和肺内分流，对轻、中度肝肺综合征的敏感性很低。然而，来自肺动脉造影的肺通过时间是有创的，因此它只用于不适合 ^{99m}Tc-MAA 肺灌注扫描的患者（即有肺内分流和轻至中度低氧血症的患者）。

有研究曾将 MELD 评分作为一项诊断肝肺综合征的非影像学指标。Goldberg 等在纳入 973 例肝肺综合征患者和 59 619 例非肝肺综合征患者后发现，肝肺综合征组 MELD 评分显著低于非肝肺综合征组（中位数：13 *vs.* 16，P＜0.001）[21]。同样，Younis 等也观察到肝肺综合征组 MELD 评分更低的现象，其中 MELD 评分＜15 分的占到肝肺综合征组人数的 93%，而对照组仅占 41%[22]。然而在著者的研究中MELD评分在肝肺综合征和非肝肺综合征患者或肺内血管扩张和非血管扩张患者中未见明显差异，因此著者认为 MELD 评分在肝肺综合征中普遍偏低的现象可能并不成立。Raevens 等在研究血管生成因子及细胞黏附因子对肝肺综合征的诊断作用时，纳入了 30 例肝肺综合征和 30 例非肝肺综合征患者，其中肝肺综合征组 MELD 评分略低于非肝肺综合征组，两组间并无统计学差异（中位数：11.2 *vs.* 11.6；P=0.7）[23]。与著者的研究类似，Raevens 等的研究由于采用配对研究的方法，也未能在肝肺综合征组与非肝肺综合征组的患者中观察到 MELD 评分的差异。

从本节研究的数据中可以看出肝肺综合征组的血肌酐水平显著高于对照组（$P<0.01$）。除血肌酐外，其他三项影响 MELD 评分的指标（胆红素水平、INR 和肝病病因）在两组间未见统计学差异。血肌酐水平降低可能是导致肝肺综合征组 MELD 评分降低的重要因素。但需明确的是，肝肺综合征组血肌酐值较低的现象并不一定是一种普遍现象。Schiffer 等在研究中观察到的现象与此相反，肝肺综合征组血肌酐水平略高于非肝肺综合征组[（124 ± 35）μmol/L $vs.$（108 ± 43）μmol/L，$p>0.05$]，此外其两组间 MELD 评分亦无统计学差异[24]。肝肺综合征患者肌酐水平的降低可能与该组患者年龄较高有关。Takabatake 等曾报道在重度肝病患者中发现血肌酐降低的情况，该报道中 7 例患者为暴发性肝炎，另 1 例为原发性胆汁性肝硬化。这 8 例患者均出现了异常的血肌酐降低，伴有内生肌酐清除率升高（2.4ml/s 升至 14.8ml/s）。该论文作者认为这是由体液的大量扩增继发肾小管肌酐分泌水平增高所致[25]。因此，体液量的增加和输注液体量的不同也可能是导致其存在较低血肌酐水平的一个原因。

Yasumi Katsuta 等在一项超声心动图检测肝肺综合征患者的肺内血管扩张的研究中，用微泡注入法测定了慢性肝病患者红细胞的肺通过时间，并探讨了其与动脉血氧分压的关系。在该论文中对 16 例慢性肝病患者和 7 例健康体检者进行比较研究。采用的发泡材料为平均直径 4μm 的人血清白蛋白-空气微泡复合体，并结合生理盐水通过增强超声心动图检测肺内血管扩张。该论文作者分析了患者仰卧位和坐位时的动脉血气及心输出量等数据。结果发现所有患者的肺通过时间值均为（4.0 ± 1.4）s，3 例肺内血管扩张患者中 1 例血氧正常。P(A-a)O_2 异常者（>15mmHg）可见轻度直立位缺氧表现，而 P(A-a)O_2 正常者及健康人则无此现象。坐位时肺通过时间与 PaO_2（$r=0.52$；$P<0.05$；$n=16$）、P(A-a)O_2（$r=-0.54$；$P<0.05$；$n=16$）呈正相关。心输出量与肺通过时间呈显著负相关（$r=-0.62$；$P<0.05$；$n=15$），与 PaO_2、P(A-a)O_2 无相关性。该论文作者最终认为：肺通过时间可作为评价慢性肝病早期肝肺综合征患者动脉血氧饱和度的有用指标。该研究为著者的研究提供了重要的思路和前期基础，然而值得注意的是，虽然超声外周静脉注射发泡材料的方法可以用来评估心内分流情况，但它并不能提供关于心内分流的具体位置和程度的信息。此外，这种方法还可能受到患者自身的生理变化、呼吸深度、肺功能等多种因素的影响，从而使测量结果产生一定的误差。因此，在临床应用中需要谨慎考虑这种方法的局限性，并结合其他检查手段进行综合评估。另外，尽管著者的研究采用的方法不能完全满足对所有患者的临床需求，但仍然具有一定的实用性和应用前景。特别是对于那些需要对肺内血管扩张严重程度进行定量和存在

心内分流等增强超声心动图无法诊断的患者。此外，如果结合其他影像学检查技术，如动态 CT 或 MRI 等，可能会更加准确地评估患者的心脏功能和病情。因此，在今后的研究中，可以进一步探索如何综合利用各种影像学技术，以提高对心内分流及心脏疾病的准确诊断和治疗效果。

本节研究中仍有以下局限性。

（1）未独立设立验证集病例，未对所发现的潜在诊断指标（如左心房显影时间、肌酐等）及诊断效能进行充分验证。如果在研究中设置存在心内分流或超声无法明确诊断的验证组病例，并对此类患者进行长期随访，那么可以更加客观和准确地评估所发现的诊断指标和诊断效能。虽然本节研究发现了肺通过时间等潜在的诊断指标，但这些指标的有效性和准确性仍需要进一步的验证。本节研究仅在小样本中进行了初步的探索，未能充分验证这些指标的可靠性和有效性。

（2）所涉及病例中 98% 为轻度和中度肝肺综合征患者，仅 1 例为极重度患者。这使得本节研究所得出结论在重度和极重度患者中的适用性有所降低。然而著者推测，左心房充盈时间在重度和极重度患者中可能仍为阳性诊断指标，理由如下：左心房显影时间缩短和右肺降支血管直径增粗的机制均为肺部动脉扩张，大量动静脉微循环开放，而前期研究表明在重度患者中此类情况更为明显[26]；此外，本研究中的 1 例极重度肝肺综合征患者左心房充盈时间显示了阳性的诊断价值。据此推测本节研究所得出的结论在重度和极重度肝肺综合征患者中可能有不低于轻中度患者的诊断价值。

（3）本节研究中所有患者均为 I 型肝肺综合征，而未见较为少见的 II 型肝肺综合征。Krowka 报道了 16 例肝肺综合征患者肺动脉造影中发现两例 II 型肝肺综合征[16]，而其他病例组研究未报道发现 II 型肝肺综合征[27, 28]。未来下一步研究需要设立验证集病例，对本节研究中发现的阳性指标进行重复验证，并纳入足够的重度和极重度患者，对相应指标在该亚组中的诊断价值进行核实和评估。

因此，著者认为定量肺动脉造影可以作为增强超声心动图失败患者的一线影像学检查手段。对高度怀疑 II 型肝肺综合征的患者可进行肺动脉造影检查，其中确诊 II 型肝肺综合征的患者可进行治疗性肺动脉栓塞术[7, 29, 30-35]。传统检查的局限性和肺动脉造影的优势见表 2-7。

表 2-7　传统检查的局限性和肺动脉造影的优势

传统检查的局限性	肺动脉造影的优势
增强超声心动图	利用 DSA 技术，可清晰显示患者肺部血管情况
部分患者中无法清晰显示	

续表

传统检查的局限性	肺动脉造影的优势
增强超声心动图 　主观且与操作者熟练度相关	可定量计算和比较肺部血管扩张程度，客观准确，如左心房充盈时间等
血氧和动脉血气分析 　特异性低	可鉴别 I 型和 II 型肝肺综合征
^{99m}Tc-MAA 肺灌注扫描 　敏感性低 　无法鉴别 I 型和 II 型肝肺综合征	对于 II 型肝肺综合征和部分 I 型肝肺综合征可在造影同时以肺动脉栓塞术进行治疗

2.1.5　小结

综上所述，来自肺动脉造影的肺通过时间对诊断肝肺综合征是有价值的，比传统的 ^{99m}Tc-MAA 肺灌注扫描更敏感，并且同样可以量化肺内分流的严重程度。然而，由于肺血管造影术的有创性，对于有心内分流和超声心动图窗显示不清的患者，尤其是有经胸增强超声心动图禁忌证时，肺动脉造影可以作为经胸增强超声心动图的有效替代。然而，尚不推荐对潜在的肝肺综合征患者常规诊断中进行肺动脉造影检查。

2.2　肝肺综合征的肺灌注扫描诊断公式的改良与应用

2.2.1　引言

肝肺综合征（HPS）是在肝病和（或）门静脉高压的背景下，引发肺内血管扩张（intrapulmonary vascular dilatations，IPVD）进而产生的氧合功能障碍，该病的主要表现是由慢性肝病、氧合功能异常及肺内动静脉分流所组成的三联征[16, 36]。患者常表现为呼吸困难、发绀及杵状指，最常见病因为肝硬化和门静脉高压。肝肺综合征最常发生在肝硬化患者，并且已被证明对功能状态、生活质量和生存有不利影响[9, 37]。在肝脏疾病和（或）门静脉高压的背景下诊断肝肺综合征需要明确肺内血管扩张的存在（即弥漫性或局限性异常扩张的肺毛细血管及肺和胸膜动静脉通畅）和动脉氧合缺陷，目前主要通过对比增强超声心动图（CEE）和测量 P(A-a)O_2 来明确[36]。^{99m}Tc-MAA 肺灌注扫描的诊断敏感性（20%~96%）显著低于 CEE，无法作为检测肺内血管扩张的首选方法[36, 38-41]。^{99m}Tc-MAA 肺灌注扫描可通过分流比确定肺内血管扩张的程度，可用于评估肝肺综合征对合并肺部疾病患者动脉氧合缺陷的贡献，并可判断肝肺综合征肝移植患者的预后[1, 42]。此外，5%～7%的患者由于超声心动图窗口显示不充分而不能进行增强超声心动图检查[26, 37, 43]。

肝肺综合征患者在临床中常表现为动脉血氧分压减低和直立位缺氧加重。检测肺内血管扩张是肝肺综合征诊断中最重要的步骤，通常采用的影像学方法为经胸部增 CEE 和 ^{99m}Tc-MAA 肺灌注核素扫描。如前言所述，存在心内分流、心包积液、胸腔积液等患者中，CEE 检查容易失败；此外，CEE 无法量化肝肺综合征水平并对肝肺综合征进行分型，临床应用有一定局限性。

^{99m}Tc-MAA 肺灌注扫描是一种医学影像检查，用于评估肺血流量和分布情况，通常用于检测肺栓塞、肺动脉高压和其他肺血管疾病。该检查是通过将放射性核素 ^{99m}Tc-MAA 注入患者的静脉血中，使其随着血流进入肺部血管。^{99m}Tc-MAA 可漂浮在血流中，被肺循环捕获，并沉积在肺血管床中。^{99m}Tc-MAA 会在肺部产生放射性信号，用于拍摄核素扫描图像。在扫描过程中，患者需要通过呼吸机控制呼吸，以保证扫描图像的质量。检查者使用一台特殊的核素扫描仪对患者进行扫描，并记录 ^{99m}Tc-MAA 在肺血管中的分布情况。通过 ^{99m}Tc-MAA 肺灌注扫描，医生可以获得有关肺血流量和血流分布的重要信息，以帮助诊断和治疗肺血管疾病。此外，该检查方法不需要对患者进行手术或侵入性操作，且放射性剂量较低、安全性较高。虽然其安全性较高，但也存在一些缺点和潜在的并发症：首先，^{99m}Tc-MAA 肺灌注扫描对放射线敏感，因此不适合孕妇和哺乳期妇女。对于一般患者来说，其暴露于放射线的风险非常小，远远低于其他医学检查方法，如 X 线或 CT 扫描。此外，^{99m}Tc-MAA 肺灌注扫描并不会导致放射性物质在患者体内积累；其次，^{99m}Tc-MAA 肺灌注扫描的结果有时可能会产生误诊，特别是在一些肺功能不全的情况下，如慢性阻塞性肺疾病。这是因为 ^{99m}Tc-MAA 仅在血液流入的部位进行沉积，不能准确反映肺功能。因此，医生需要结合其他临床表现和检查结果来进行综合判断。

由于肝肺综合征患者的肺部毛细血管床存在广泛的扩张，以 ^{99m}Tc 标记的大分子聚合白蛋白直径大于正常肺组织毛细血管床直径而小于肝肺综合征患者毛细血管床直径，因此 ^{99m}Tc-MAA 可在外周组织沉积。通过测定外周组织放射性核素量和肺部核素量，计算得出的分流比可用于诊断肺部的毛细血管扩张，进一步诊断肝肺综合征。它不仅克服了 CEE 在部分患者中无法实施的缺点，而且可对患者病情进行定量评价。过去，^{99m}Tc-MAA 肺灌注扫描曾与 CEE 共同作为肺内血管扩张的一线检测手段应用于临床。

然而由于后续研究陆续发现 ^{99m}Tc-MAA 肺灌注扫描的敏感性差异较大，逐渐退出一线诊疗方法。著者认为其主要原因：首先，到目前为止 ^{99m}Tc-MAA 肺灌注扫描用于诊断肝肺综合征的公式尚未统一；其次，现有的脑分流比公式和分界值可能并非不能展现 ^{99m}Tc-MAA 肺灌注扫描检测肺内血管扩张的最佳诊断效能；最后肝肺综合征患者严重程度不同可能会影响 ^{99m}Tc-MAA 肺灌注扫描诊断肝肺综合征的效果[16,36,37]。脑分流比和全身分流比在核医学中都曾被报道[17,41,44]。在前者中，分流比是根据脑和肺中的放射性摄取量计算的，脑和肺的摄取率假设为心输出量的 13%，而后者是基于全身和肺的放射性摄取量计算的。虽然全身分流比在总体上得到了更广泛的应用，但脑分流比长期以来被默认为是诊断肝肺综合征的标准技术[36,44]。这主要是因为全身扫描需要比局部扫描更长的采集时间，而随着时间的推移 ^{99m}Tc-MAA 颗粒会分解，因此全身分流比理论上可能会高估分流比，正因为这些因素的存在，脑分流比一直作为肝肺综合征的核医学诊断指标。然而，大脑接受 13% 心输出量的假设可能不适用于肝病和（或）门静脉高压患者，因为这个值是基于健康受试者测得的[45]。在肝硬化患者中，由于脑血管常会收缩，大脑接受的心输出量的百分数可能比健康受试者低[22,46]。因此理论上，脑分流比可能会低估肝硬化患者的分流比。就著者所知，仍缺乏脑分流比和全身分流比的比较性研究。这十分重要，因为更准确的核素替代诊断方法可能会让部分 CEE 不可行的患者得到更准确的肝肺综合征诊断，并更准确地量化肺内血管扩张的程度。因此，本节研究的目的是比较脑分流比和全身分流比在肝肺综合征中诊断的作用。

本节研究旨在通过观察和比较肝肺综合征患者与非肝肺综合征患者 ^{99m}Tc-MAA 肺灌注扫描征象特征，系统地比较和评价各 ^{99m}Tc-MAA 肺灌注扫描计算公式之间的差异，评估和发掘用于诊断肝肺综合征的最佳公式，更清晰地展示 ^{99m}Tc-MAA 肺灌注扫描在肝肺综合征诊断中的确切价值。

2.2.2　材料与方法

本节研究前瞻性地分析了 2014 年 12 月至 2015 年 10 月在四川大学华西医院拟接受静脉介入放射手术的慢性肝病和（或）门静脉高压症患者。依据患者是否诊断为肝肺综合征，将其按照诊断标准分为两组：肝肺综合征组（HPS）和非肝肺综合征组（non-HPS）。本项前瞻性诊断性队列研究获得了四川大学华西医院机构审查委员会的批准，所有患者均提供了书面知情同意。

1. 肝肺综合征的诊断标准

参见第 2 章第 2.1.2 节肝肺综合征的诊断标准中的相关内容。

2. 纳入标准

（1）年龄≥18 周岁，性别不限。

（2）完成了肝肺综合征相关检查。

（3）自愿行 ^{99m}Tc-MAA 肺灌注扫描，并签署知情同意书。

3. 排除标准

（1）严重肺动脉高压，肺动脉主干压力≥35mmHg。

（2）存在内源性心脏或肺部疾病[第 1 秒用力呼气量（FEV$_1$）占用力肺活量的百分比＜70%；肺总量小于预计肺总量的 70%；肺动脉收缩压＞35mmHg；QT 间期＞RR 间期的 50%]。

（3）根据 CEE 检查无法直接判断患者是否存在肝肺综合征。

（4）不稳定心律失常和（或）心功能不全：左心室 EF＜50%，右心室 EF＜40%[10, 42]。

（5）主动脉瓣面积＜0.5cm^2[11, 43]。

（6）持续性胸痛伴 ST 段下降超过 0.3mV。

（7）心肌梗死。

（8）心脏瓣膜明显狭窄或肺动脉严重畸形[12, 26]。

（9）急性肾脏功能不全。

（10）6 个月内进行手术或有外伤。

（11）有活动性感染表现。

（12）妊娠妇女。

（13）存在已知的肿瘤。

（14）既往行经颈静脉肝内门体分流术或外科分流术。

（15）不愿参与研究或签署知情同意书。

4. 盲法

CEE 及 ^{99m}Tc-MAA 肺灌注扫描结果分别由专人背靠背记录，相关收集者有能力准确地收集和记录数据，以确保实验结果的准确性。此外，由两位影像学资料核医学评估者独立对扫描数据进行计算，评估者具有长期的核医学专业知识和经验，可独立对检查结果进行评估和分析。

5. 数据采集

（1）常规数据及次要数据：参见本章 2.1.2 中数据采集相关内容。

（2）^{99m}Tc-MAA 肺灌注扫描数据：勾画各感兴趣区（region of interest，ROI）后，记录各区域放射性计数值，并计算或确定以下指标。①脑分流比，其计算公式见表 2-8，其所需扫描图像见图 2-11。②根据文献设计的改良公式和比值，如脑分流比、脑肾分流比、双肾分流比、右肾分流比、左肾分流比[5, 6]。以上改良公式需要加做全身前后位扫描图像，见图 2-12 和图 2-13。由于全身前位扫描中前部组织遮挡严重，肾脏无法清晰显影。因此肾脏的放射性技术仅来自于全身后位扫描的肾脏放射性计数，其余各公式中的各部位放射性计数均为两张对位扫描图中该部位放射性计数的几何均数。其中，除脑分流比采用单独扫描的脑部左右位和肺部前后位图像外，其余公式均使用全身扫描图。③技术成功率：成功采集图像并可根据图像提取数据的病例量与病例总数的比值。④校正技术成功率：成功采集图像并可根据图像提取数据的病例量与成功采集图像人数的比值。⑤^{99m}Tc-MAA 肺灌注扫描相关并发症。

表 2-8　^{99m}Tc-MAA 肺灌注扫描诊断肝肺综合征常用及有潜在价值的公式

名称	公式
脑分流比	（脑/0.13）/（肺+脑/0.13）
脑肾分流比	[（脑+肾）/0.32]/[肺+（脑+肾）/0.32]
全身分流比	1−肺/全身
双肾分流比	（双肾/0.19）/（肺+双肾/0.19）
右肾分流比	（右肾/0.095）/（肺+右肾/0.095）
左肾分流比	（左肾/0.095）/（肺+左肾/0.095）

注：公式中所示脏器放射性计数均指该位置测出的两组（如前后位及后前位）放射性计数的几何均数。

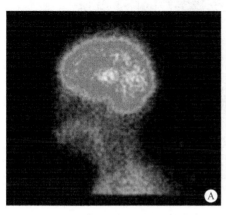
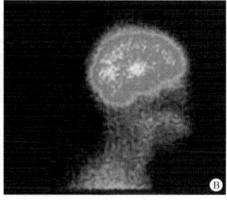

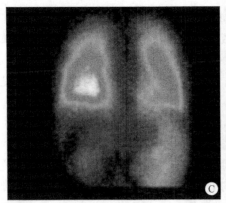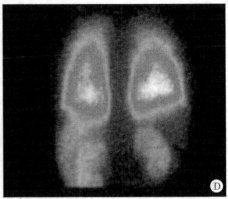

图 2-11　一例肝肺综合征阳性患者 ^{99m}Tc-MAA 肺灌注扫描中常用公式
（脑分流比）所需扫描的图像[40]

A. 左侧位头部扫描；B. 右侧位头部扫描；C. 前位肺部扫描；D. 后位肺部扫描

彩图 2-11

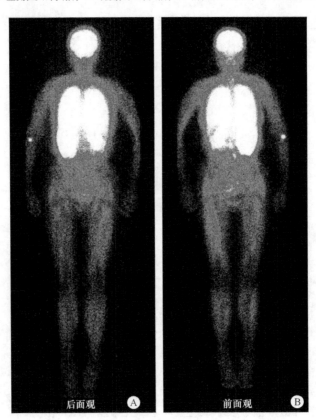

彩图 2-12

图 2-12　一例 47 岁女性重度肝肺综合征患者的 ^{99m}Tc-MAA 肺灌注扫描

A. 后位全身扫描；B. 前位全身扫描。全身分流比为 58%，脑分流比为 34.6%

6. 增强超声心动图

参见本章 2.1.2 中数据采集中的增强超声心动图相关内容。

7. ^{99m}Tc-MAA 肺灌注颗粒的制备

根据高锝酸钠注射液的放射性浓度，取 1～5ml（74～222MBq）注入注射用亚锡聚合白蛋白瓶中，充分振摇，使颗粒均匀分散成悬浊液，即得到 ^{99m}Tc-MAA 肺灌注颗粒注射液，制备后 3h 内使用。使用前需轻摇小瓶，充分悬匀颗粒，但避免泡沫产生。具体扫描技术可参见本章 2.1.2 中 ^{99m}Tc-MAA 肺灌注扫描相关内容。

8. 统计学方法

相关软件、统计标准、数据分析及诊断价值评估：参见本章 2.1.2 中统计学方法相关内容。

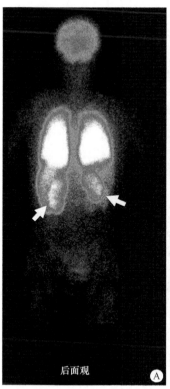
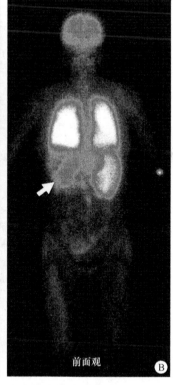

图 2-13　^{99m}Tc-MAA 肺灌注扫描所见的肾脏影像[40]　　　　彩图 2-13

A. 后位可清晰观察双肾与周围组织的分界（白色箭头所示），并可进行感兴趣区划定；

B. 前位无法清晰观察双肾的边界，仅右肾有部分模糊影像（白色箭头所示）

2.2.3 结果

1. 一般情况

本节研究共 81 名患者参与。根据排除标准排除了 12 名患者：5 名患者增强超声心动图显示不清，4 名患者心内分流，3 名患者曾进行过经颈静脉肝内门体分流术。其余 69 名患者纳入研究（图 2-14）。在这些患者中，32 例（46%）增强超声心动图结果阳性，被认为患有肺内血管扩张。除肌酐水平（P=0.041）、血氧饱和度（P=0.043）和 PaO_2（P=0.004）外，两组患者的其他基线指标无显著统计学差异（表 2-9）。在 32 例肺内血管扩张患者中，26 例（81%）$P(A-a)O_2$ 升高，被认为患有肝肺综合征。其余 6 名患者（19%）被认为患有亚临床肝肺综合征。在 26 例肝肺综合征患者中，1 例（4%）为极重度肝肺综合征，11 例（42%）为中度肝肺综合征，14 例（54%）为轻度肝肺综合征。

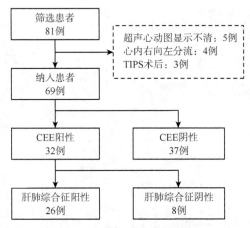

图 2-14　患者选择过程的流程图

TIPS，经颈静脉肝内门体分流术；CEE，增强超声心动图

表 2-9　肺内血管扩张组与非肺内血管扩张组患者基本特征

	全部患者 （n=69）	肺内血管扩张 （n=32）	非肺内血管扩张 （n=37）	P
年龄（岁）	53.6±12.2	54.1±11.6	53.1±12.8	0.739
性别（男/女）	46/23（67/33）	21/11（66/34）	25/12（68/32）	0.864
肝病病因				0.460
HBV 感染	16（23）	7（22）	9（24）	
布-加综合征	15（22）	6（19）	9（24）	

续表

	全部患者 （n=69）	肺内血管扩张 （n=32）	非肺内血管扩张 （n=37）	P
肝细胞癌	15（22）	9（28）	6（16）	
酒精性	10（14）	5（16）	5（14）	
病因不明	4（6）	3（9）	1（3）	
其他	9（13）	2（6）	7（19）	
Child-Pugh 分级				0.262
A 级	31（45）	11（34）	20（54）	
B 级	32（46）	18（56）	14（38）	
C 级	6（9）	3（10）	3（8）	
MELD 评分	9.8±2.9	9.8±2.5	9.7±3.2	0.913
腹腔积液	37（54）	19（51）	18（49）	0.373
食管胃底静脉曲张破裂出血	38（55）	17（45）	21（55）	0.762
实验室指标				
总胆红素（mg/dl）	1.5±0.8	1.7±1.0	1.3±0.5	0.198
白蛋白（g/L）	35.4±5.2	35.2±5.5	35.6±5.1	0.720
肌酐（μmol/L）	0.77±0.22	0.71±0.18	0.83±0.23	0.041
INR	1.26±0.18	1.26±0.15	1.26±0.20	0.963
FEV_1/FVC（占预测值百分比）	85.3±6.8	84.4±6.2	86.2±7.5	0.553
动脉血气分析				
PaO_2（mmHg）	85.8±13.2	81.0±12.1	90.1±12.8	0.004
$PaCO_2$（mmHg）	35.7±5.1	36.5±4.5	35.1±5.6	0.255
$P(A\text{-}a)O_2$（mmHg）	19.6±14.0	23.2±13.3	16.4±14.1	0.043
^{99m}Tc-MAA 肺灌注扫描				
脑分流比	4.4±4.3	5.3±6.0	3.6±1.8	0.245
全身分流比	43.8±8.2	48.0±6.1	40.1±8.1	0.001

注：部分数据以平均值±标准差或数量（百分比，%）表示；INR，国际标准化比值；MELD，终末期肝病模型；FEV_1，第 1 秒用力呼气量；FVC，用力肺活量；PaO_2，动脉血氧分压；$PaCO_2$，动脉血二氧化碳分压；$P(A\text{-}a)O_2$，肺泡-动脉氧分压差。

2. 先后进行局部和全身扫描的患者基线的比较

上述患者中 33 例（48%）患者先采集局部图像，然后进行全身成像，而 36 例（52%）患者先采集全身图像，然后再采集局部图像。先采集局部图像再采集全身图像的患者的人口统计学和临床特征，与先采集全身图像再采集局部图像的患者没有显著差异（表 2-10）。

表 2-10 先进行局部扫描和先进行全身扫描两组患者的基本特征及比较

	先局部扫描 （n=32）	先全身扫描 （n=37）	P
年龄（岁）	52.8±12.0	54.4±12.5	0.588
性别（男/女）	20/13（61/39）	26/10（72/28）	0.307
肝病病因			0.161
HBV 感染	12（36）	4（11）	
布-加综合征	7（21）	8（22）	
肝细胞癌	4（12）	11（31）	
酒精性	4（12）	6（17）	
病因不明	2（6）	2（6）	
其他	4（12）	5（14）	
Child-Pugh 分级			0.344
A 级	16（48）	15（42）	
B 级	16（48）	16（44）	
C 级	1（3）	5（14）	
Child-Pugh 评分	6.9±1.5	7.1±1.7	0.458
MELD 评分	9.4±2.4	10.0±3.2	0.436
腹腔积液	16（43）	21（57）	0.413
食管胃底静脉曲张破裂出血	22（58）	16（42）	0.064
实验室指标			
总胆红素（mg/dl）	1.5±0.9	1.5±0.7	0.958
白蛋白（g/L）	35.0±5.0	35.8±5.5	0.510
肌酐（μmol/L）	0.76±0.21	0.78±0.23	0.757
INR	1.24±0.14	1.28±0.20	0.298
FEV_1/FVC（占预测值百分比）	86.3±7.5	84.3±6.2	0.524
动脉血气分析			
PaO_2（mmHg）	87.6±10.0	84.2±15.6	0.283
$PaCO_2$（mmHg）	35.9±5.1	35.6±5.2	0.785
$P(A-a)O_2$（mmHg）	17.5±11.4	21.6±16.0	0.225
^{99m}Tc-MAA 肺灌注扫描			
脑分流比	3.5±1.7	5.3±5.6	0.158
全身分流比	42.7±10.0	44.7±6.5	0.393

注：部分数据以平均值±标准差或数量（百分比，%）表示；INR，国际标准化比值；MELD，终末期肝病模型；FEV_1，第 1 秒用力呼气量；FVC，用力肺活量；PaO_2，动脉血氧分压；$PaCO_2$，动脉血二氧化碳分压；$P(A-a)O_2$，肺泡-动脉氧分压差。

3. ^{99m}Tc-MAA 肺灌注扫描结果与多因素分析

^{99m}Tc-MAA 肺灌注扫描结果如表 2-11 所示。所有患者均未发现甲状腺摄取（图 2-15）。肺内血管扩张患者与非肺内血管扩张患者的脑分流比差异无统计学意义[（5.3±6.0）% vs.（3.6±1.8）%；P=0.245]。相反，肺内血管扩张患者的全身分流比显著高于非肺内血管扩张患者[（48.0±6.1）% vs.（40.1±8.1）%；P=0.001]。在肺内血管扩张患者与非肺内血管扩张患者之间有显著差异的变量中，PaO_2 和 $P(A\text{-}a)O_2$ 之间存在显著相关性（$P<0.001$）。多因素 Logistic 回归分析显示，全身分

表 2-11　肺内血管扩张的多因素 Logistic 回归分析

变量	β 系数	标准差	P	优势比	95%置信区间
年龄	0.008	0.028	0.768	1.008	0.954~1.066
性别	0.372	0.938	0.692	1.450	0.230~9.122
血肌酐水平	−2.350	2.257	0.298	0.095	0.001~7.949
全身分流比	0.254	0.095	0.008	1.289	1.069~1.554

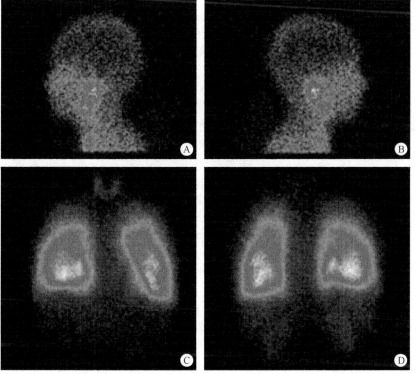

图 2-15　非肝肺综合征患者的 ^{99m}Tc-MAA 肺灌注扫描图像　　　　彩图 2-15

A. 左侧位头部扫描；B. 右侧位头部扫描；C. 前位肺部扫描；D. 后位肺部扫描

流比是唯一与肺内血管扩张独立相关的变量[优势比（OR）1.289（95%置信区间：1.069～1.554）；*P*=0.008]（表 2-11）。Hosmer-Lemesow 拟合优度检验表明，用于识别与肺内血管扩张独立相关变量的 Logistic 回归模型与数据吻合良好（*P*=0.551）。

　　^{99m}Tc-MAA 肺灌注扫描各公式的诊断价值：全身摄取的曲线下面积（AUC）显著大于脑摄取的 AUC[0.75（95%CI，0.60～0.86）*vs.* 0.54（95%CI，0.38～0.69）；*P*=0.025]（图 2-16）。根据 Youden 指数，脑摄取和全身摄取检测肺内血管扩张的最佳界值分别为 5.7%和 42.5%。CEE 检测肺内血管扩张的敏感性、特异性和准确性分别为 100%、86%和 91%（表 2-12）。脑摄取＞5.7%和＞6%诊断肺内血管扩张的敏感性、特异性、准确性分别为 23%、89%、59%和 19%、92%、59%。而全身摄取＞42.5%作为诊断标准则分别为 100%、52%、74%。

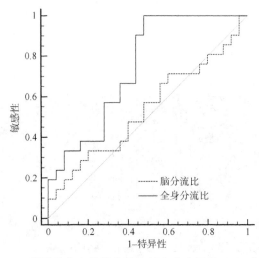

图 2-16　检测肺内血管扩张的脑部和全身摄取 ROC 曲线[40]

表 2-12　^{99m}Tc-MAA 肺灌注扫描检测肺内血管扩张的实用价值

	敏感性	特异性	PPV	NPV	准确性
超声心动图造影	100	86	81	100	91
脑分流比＞6%	19	92	67	58	59
脑分流比＞5.7%	23	89	64	58	59
全身摄取比＞42.5%	100	52	65	100	74

注：表内数据均为百分比，单位"%"。PPV，阳性预测价值；NPV，阴性预测价值。

2.2.4　讨论

　　^{99m}Tc-MAA 肺灌注扫描曾是检测肝肺综合征患者存在肺内血管扩张的主要手

段之一[40]。然而研究发现，^{99m}Tc-MAA 肺灌注扫描得出的脑分流比诊断肝肺综合征的敏感性和特异性的变异很大，限制了其在临床中的使用，^{99m}Tc-MAA 肺灌注的地位也由肝肺综合征的主要检查手段逐渐变为一种替代手段[41, 42]。^{99m}Tc-MAA 肺灌注扫描诊断准确性差的原因可能在于：脑分流比的最佳临界值仅从 10 例患者中推测而出，并未使用严格的统计学方法；且公式中依据健康人脑部血供占心输出量的 13% 这一数据，进而以患者脑部放射性计数除以 13% 推测患者全身分流量。该方法基于一个假设：健康人与肝病患者（尤其是门静脉高压患者）脑部血供占心输出量的比值不变。然而有研究表明，肝硬化患者的脑血流会明显下降[43]，导致目前的分流比公式存在一定问题；此外，由于当前所使用的脑分流比在勾画脑部图像时容易受头皮等富血供结构影响，存在主观性较强的问题；最后，现有公式及最佳临界值的选取依据是从 10 名健康受试者的 ^{99m}Tc-MAA 肺灌注扫描结果中得出的，未经过大样本分析和严格的统计学计算。虽然脑分流比在诊断肝肺综合征上有诸多缺点，但不能因此否定 ^{99m}Tc-MAA 肺灌注扫描这一影像学方法在肝肺综合征诊断中的价值。因此，选择设计更合理的公式并降低检查者主观性是当务之急。

作为一种更广泛使用的技术，全身分流比很少用于诊断肝肺综合征，主要是因为在全身扫描期间 ^{99m}Tc-MAA 颗粒会分解，理论上有高估分流比的风险，这需要比局部扫描更长的采集时间。然而，在这项研究中，图像采集的顺序并没有显著影响全身摄取和脑摄取，这表明在这些扫描过程中，^{99m}Tc-MAA 颗粒的分解导致的分流比的变化可忽略不计。为了进一步提升 ^{99m}Tc-MAA 肺灌注扫描在肝肺综合征的诊断准确性，著者通过改进公式设计、统计学分析最佳界值等方式重新对 ^{99m}Tc-MAA 肺灌注扫描在诊断肝肺综合征的中的价值进行了评估。

在研究设计的预实验阶段著者设计了多种分流比公式，以期找寻适合进行肝肺综合征诊断的计算方法。然而大部分分流比公式在前期预实验中诊断价值有限，双肾分流比（肝肺综合征与非肝肺综合征患者相比，$P=0.18$）、右肾分流比（肝肺综合征与非肝肺综合征患者相比，$P=0.38$）、左肾分流比（肝肺综合征与非肝肺综合征患者相比，$P=0.19$）、脑肾分流比（肝肺综合征与非肝肺综合征患者相比，$P=0.44$）。仅全身分流比得到了阳性结果，正因如此本节研究结果对其他分流比未进行表述。以上研究结果也表明，在肝硬化/门静脉高压患者中，全身各脏器的血流存在一定程度的再分布，使用健康人群各脏器血流分布反向推测肝肺综合征患者各脏器血流分布是不合适且不准确的。

本节研究评估了现有的和重新设计的全身分流比计算公式，并首次提出全身分流比诊断肝肺综合征价值的新公式。脑分流比公式作为一种最广为接受的肝肺综合征分流比计算公式，在节研究结果中两组间未见统计学差异。因此最佳界值的选择可能并不是当前脑肺分流比诊断价值较低的主要原因，公式设计本身可能造成了该公式敏感性和特异性较低[26, 43]。事实上肝硬化患者表现出广泛的颅内血流减少，特别是在腹腔积液和更晚期的肝硬化患者中。此外，脑分流比也可能受到影响脑血液循环的药物的影响，如丙醇、加压素和特利加压素。

在本节研究中，著者发现：首先肺内血管扩张患者的全身分流比显著高于非肺内血管扩张的患者，而脑分流比在肺内血管扩张患者和非肺内血管扩张患者之间没有显著差异；其次，全身分流比是唯一与肺内血管扩张相关的独立预测因子；此外，全身分流比检测肺内血管扩张的 AUC 显著高于脑分流比；最后，以全身分流比>42.5%作为标准诊断肺内血管扩张的敏感性为 100%，而脑分流比>6%作为诊断标准的敏感性仅为 19%。总之，这些结果表明，全身分流比在诊断肝肺综合征方面优于脑分流比。由于不准确地估计心输出量到脑的分布而低估了分流比，这可能解释了这些结果。相比之下，次优界值（6%）不太可能是这些结果的原因，因为最佳界值（5.7%）具有可比性，产生的结果相似。应该指出的是，这项研究中脑分流比的敏感性（19%）低于先前报道的值（20%～96%），很可能是因为轻度或中度肝肺综合征患者的比例较高（96%），因为这些患者的脑分流比敏感性远远低于重度或极重度肝肺综合征患者[39-41]。

全身分流比在诊断肝肺综合征上尚属首次，但作为一种核医学上评估心肺分流的经典公式，全身分流比在心脏右向左分流、肺动静脉畸形的诊断和评估上已得到广泛使用[17, 22, 26, 44-46]。1971 年 Gates 等研究心内分流时，使用 ^{99m}Tc-MAA 肺灌注扫描对心脏右向左分流的程度进行评估，全身分流比体现出了较好的评估价值。而后全身分流比在评估肺动静脉畸形时简单、微创并且降低了评估者主观作用的影响[40]。

本节研究中一部分（14.4%）患者的病因是肝细胞癌。虽然肝细胞癌并非肝肺综合征的经典病因，但肝细胞癌尚未被排除在肝肺综合征的病因之外。有研究证明肝癌患者组织切片免疫荧光染色及定量 PCR 发现细胞诱导型一氧化氮合酶（i-NOS）RNA 和蛋白水平均明显升高[47, 48]，而患者血液 NO_2^-/NO_3^- 也显著升高，这与肝肺综合征有相似的病理机制。此外，Lee 在研究肝肺综合征时纳入了肝细胞癌患者，并发现其中 38%的患者可见增强超声心动图阳性[49]，说明肝细胞癌患者中同样存在大量有肺内血管扩张的患者。本节研究发现，肝细胞癌患者肝肺综合征发病率与其他病因导致的肝肺综合征发病率相似（35.3 vs. 38%，P=0.83），且用全身分流比可以得到较好的诊断（p=0.03），最佳界值（44.8%）时敏感性可达100%，特异性为 60%。此外非肝细胞癌病因的患者中所有公式在肝肺综合征组和非肝肺综合征组间均无统计学差异，说明全身分流比更适用于肝细胞癌患者肺内血管扩张的检测。亚组分析中还发现，全身分流比在 Child-Pugh 分级 B 级及轻中度肝肺综合征患者中均有一定诊断意义。

本节研究仍存在一定的局限性，主要体现在：首先，重度和极重度肝肺综合征数量过少，仅纳入 1 例极重度肝肺综合征患者。虽然此患者脑分流比为 35%，全身分流比为 58%，完全符合 ^{99m}Tc-MAA 肺灌注扫描对肝肺综合征的诊断标准，但由于样本量较小，结论在重度和极重度肝肺综合征中的适用性仍不确切。与此类似，Younis 等纳入肝肺综合征组的重度患者比例仅占 23%[22]。其原因可能在于重度和极重度肝肺综合征患者缺氧症状较为明显，更多的患者可能直接就诊于呼吸相关科室，未能在肝病相关科室就诊，存在一定的入院率偏倚；其次，未设立验证组病例对全身分流比可诊断肝肺综合征等结论进行验证；此外，在进行亚组分析时有很多亚组病例数不足，降低了结论的可靠性；最后，两组患者获取图像的顺序不同，尽管结果显示两组患者在分流比及基线方面没有统计学上的显著差异。著者认为进一步研究需要解决以下问题：首先，扩大样本量，并纳入足够多的重度和极重度患者，以进一步评估 ^{99m}Tc-MAA 肺灌注扫描在各亚组的诊断效果；其次，设立验证组患者，对全身分流比的诊断效能等数据进行验证；最后，对肝肺综合征患者血肌酐升高原因和机制进行更深入的探索。

2.2.5　小结

尽管全身分流比较脑分流比能更准确地检测肺内血管扩张，但仍不如增强超声心动图准确，提示增强超声心动图仍应是诊断肝肺综合征的首选方法。然而，^{99m}Tc-MAA 肺灌注扫描是增强超声心动图检测肝肺综合征的重要补充工具。增强超声心动图在部分肥胖、心包积液等患者中显示不清，使得增强超声心动图无法获得肺内血管扩张是否存在的确定性结果。虽然对于增强超声心动图图像质量较差的患者，经食管超声心动图可以作为一种选择，但它比 ^{99m}Tc-MAA 肺灌注扫描更具侵入性。此外，增强超声心动图不能量化肺内血管扩张的程度，^{99m}Tc-MAA 肺灌注扫描对于评估合并先天性心肺疾病和肝肺综合征的患者由肺内分流引起的低氧血症程度特别有用[50-52]。因此，在需要进行 ^{99m}Tc-MAA 肺灌注扫描的肺内血管扩张的患者中，检测全身分流比应该是比脑分流比更受欢迎的，因为前者可以更准确地诊断肝肺综合征。综上所述，全身分流比诊断肝肺综合征优于脑分流比，可作为计算分流比的标准方法。然而，由于相对较低的敏感性，它应作为增强超声心动图诊断肝肺综合征的补充工具。

参 考 文 献

[1] Machicao VI, Balakrishnan M, Fallon MB. Pulmonary complications in chronic liver disease.

Hepatology, 2014, 59: 1627-1637.

[2] Rodriguez-Roisin R, Krowka MJ, Herve P, et al. Pulmonary-hepatic vascular disorders (PHD). The European Respiratory Journal, 2004, 24: 861-880.

[3] Iyer VN, Swanson KL, Cartin-Ceba R, et al. Hepatopulmonary syndrome: favorable outcomes in the MELD exception era. Hepatology, 2013, 57: 2427-2435.

[4] Vedrinne JM, Duperret S, Bizollon T, et al. Comparison of transesophageal and transthoracic contrast echocardiography for detection of an intrapulmonary shunt in liver disease. Chest, 1997, 111: 1236-1240.

[5] Hurtado-Cordovi JM, Lipka S, Singh J, et al. Diagnostic challenge of hepatopulmonary syndrome in a patient with coexisting structural heart disease. Case Reports in Hepatology, 2011, 2011: 386709.

[6] Zhao H, Tsauo J, Zhang X, et al. Pulmonary transit time derived from pulmonary angiography for the diagnosis of hepatopulmonary syndrome. Liver Int, 2018, 38 (11): 1974-1981.

[7] Saad NE, Lee DE, Waldman DL, et al. Pulmonary arterial coil embolization for the management of persistent type I hepatopulmonary syndrome after liver transplantation. Journal of Vascular and Interventional Radiology: JVIR, 2007, 18: 1576-1580.

[8] McAdams HP, Erasmus J, Crockett R, et al. The hepatopulmonary syndrome: radiologic findings in 10 patients. AJR American Journal of Roentgenology, 1996, 166: 1379-1385.

[9] Fallon MB, Krowka MJ, Brown RS, et al. Impact of hepatopulmonary syndrome on quality of life and survival in liver transplant candidates. Gastroenterology, 2008, 135: 1168-1175.

[10] Kaufman J, Lee M. Vascular and interventional radiology. 2nd Edition, 2014, St. Louis: Mosby

[11] Jr MW, Krol J, Goin JE, et al. A comparison of low-with high-osmolality contrast agents in cardiac angiography. Identification of criteria for selective use. Circulation, 1994, 89: 291-301.

[12] Hill JA, Cohen MB, Kou WH, et al. Iodixanol, a new isosmotic nonionic contrast agent compared with iohexol in cardiac angiography. American Journal of Cardiology, 1994, 74: 57-63.

[13] Hansoti RC, Sharma S. Cirrhosis of liver simulating congenital cyanotic heart disease. The Journal of the Association of Physicians of India, 1991, 39: 465-469.

[14] Grollman JJH. Pulmonary arteriography. CardioVascular and Interventional Radiology, 1976, 236: 166-170.

[15] Velling TE, Brennan FJ, Hall LD. Pulmonary angiography with use of the 5-F omniflush catheter: a safe and efficient procedure with a common catheter. Journal of Vascular & Interventional Radiology, 2000, 11: 1005-1008.

[16] Krowka MJ, Wiseman GA, Burnett OL, et al. Hepatopulmonary syndrome: a prospective study of relationships between severity of liver disease, PaO_2 response to 100% oxygen, and brain uptake after ^{99m}Tc-MAA lung scanning. Chest, 2000, 118: 615-624.

[17] Krowka MJ, Dickson ER, Cortese DA. Hepatopulmonary syndrome. Clinical observations and lack of therapeutic response to somatostatin analogue. Chest, 1993, 104: 515-521.

[18] Ho WJ, Chu PH, Chiang SY, et al. Localizing intrapulmonary shunt in hepatopulmonary syndrome by transesophageal echocardiography. Japanese Heart Journal, 1999, 40: 369-374.

[19] Katsuta Y, Zhang XJ, Ohsuga M, et al. Arterial hypoxemia and intrapulmonary vasodilatation in rat models of portal hypertension. Journal of Gastroenterology, 2005, 40: 811-819.

[20] Lee KN, Lee HJ, Shin WW, et al. Hypoxemia and liver cirrhosis(hepatopulmonary syndrome) in eight patients: comparison of the central and peripheral pulmonary vasculature. Radiology, 1999, 211: 549-553.

[21] Goldberg DS, Krok K, Batra S, et al. Impact of the hepatopulmonary syndrome MELD exception policy on outcomes of patients after liver transplantation: an analysis of the UNOS database. Gastroenterology, 2014, 146: 1256-1265, e1251.

[22] Younis I, Sarwar S, Butt Z, et al. Clinical characteristics, predictors, and survival among patients with hepatopulmonary syndrome. Annals of Hepatology, 2015, 14: 354-360.

[23] Raevens S, Geerts A, Van Steenkiste C, et al. Hepatopulmonary syndrome and portopulmonary hypertension: recent knowledge in pathogenesis and overview of clinical assessment. Liver International, 2015, 35: 1646-1660.

[24] Schiffer E, Majno P, Mentha G, et al. Hepatopulmonary syndrome increases the postoperative mortality rate following liver transplantation: a prospective study in 90 patients. American Journal of Transplantation, 2006, 6: 1430-1437.

[25] Takabatake T, Ohta H, Ishida Y, et al. Low serum creatinine levels in severe hepatic disease. Archives of Internal Medicine, 1988, 148: 1313-1315.

[26] Zhao H, Tsauo J, Ma HY, et al. The role of macroaggregated albumin lung perfusion scan in hepatopulmonary syndrome: are we ready to draw conclusions? Liver International, 2015, 35: 1918-1919.

[27] Whyte MK, Hughes JM, Peters AM, et al. Analysis of intrapulmonary right to left shunt in the hepatopulmonary syndrome. Journal of Hepatology, 1998, 29: 85-93.

[28] Krowka MJ, Cortese DA. Severe hypoxemia associated with liver disease: Mayo Clinic experience and expertal use of almitrine bismesylate. Mayo Clinic Proceedings, 1987, 62: 164-173.

[29] Felt RW, Kozak BE, Rosch J, et al. Hepatogenic pulmonary angiodysplasia treated with coil-spring embolization. Chest, 1987, 91: 920-922.

[30] Poterucha JJ, Krowka MJ, Dickson ER, et al. Failure of hepatopulmonary syndrome to resolve after liver transplantation and successful treatment with embolotherapy. Hepatology, 1995, 21: 96-100.

[31] Skrok J, Shehata ML, Mathai S, et al. Pulmonary arterial hypertension: MR imaging-derived first-pass bolus kinetic parameters are biomarkers for pulmonary hemodynamics, cardiac function, and ventricular remodeling. Radiology, 2012, 263 (3): 678-687.

[32] Lakoma A, Tuite D, Sheehan J, et al. Measurement of pulmonary circulation parameters using time-resolved MR angiography in patients after Ross procedure. American Journal of

Roentgenology, 2010, 194（4）: 912-919.

[33] Brittain EL, Doss LN, Saliba L, et al. Feasibility and diagnostic potential of pulmonary transit time measurement by contrast echocardiography: a pilot study. Echocardiography（Mount Kisco, NY）, 2015, 32（10）: 1564-1571.

[34] Khabbaza JE, Krasuski RA, Tonelli AR. Intrapulmonary shunt confirmed by intracardiac echocardiography in the diagnosis of hepatopulmonary syndrome. Hepatology, 2013, 58（4）: 1514-1515.

[35] Hahn RT, Abraham T, Adams MS, et al. Guidelines for performing a comprehensive transesophageal echocardiographic examination: recommendations from the American Society of Echocardiography and the Society of Cardiovascular Anesthesiologists. Anesthesia and Analgesia, 2014, 118（1）: 21-68.

[36] Abrams GA, Nanda NC, Dubovsky EV, et al. Use of macroaggregated albumin lung perfusion scan to diagnose hepatopulmonary syndrome: a new approach. Gastroenterology, 1998, 114: 305-310.

[37] Abrams GA, Jaffe CC, Hoffer PB, et al. Diagnostic utility of contrast echocardiography and lung perfusion scan in patients with hepatopulmonary syndrome. Gastroenterology, 1995, 109: 1283-1288.

[38] Wolfe JD, Tashkin DP, Holly FE, et al. Hypoxemia of cirrhosis: detection of abnormal small pulmonary vascular channels by a quantitative radionuclide method. American Journal of Medicine, 1977, 63: 746-754.

[39] Gates GF, Orme HW, Dore EK. Measurement of cardiac shunting with Technetium-labeled albumin aggregates. Journal of Nuclear Medicine, 1971, 12: 746-749.

[40] Zhao H, Tsauo J, Zhang XW, et al. Technetium-99m-labeled macroaggregated albumin lung perfusion scan for diagnosis of hepatopulmonary syndrome: a prospective study comparing brain uptake and whole-body uptake. World J Gastroenterol, 2020, 26（10）: 1088-1097.

[41] Ghent CN, Levstik MA, Marotta PJ. The hepatopulmonary syndrome. The New England Journal of Medicine, 2008, 359: 866（author reply 867）.

[42] Krowka MJ, Wiesner RH, Heimbach JK. Pulmonary contraindications, indications and MELD exceptions for liver transplantation: a contemporary view and look forward. Journal of Hepatology, 2013, 59: 367-374.

[43] Kalambokis G, Tsianos EV. Pitfalls in the assessment of intrapulmonary shunt using lung perfusion scintigraphy in patients with cirrhosis. Liver International, 2011, 31: 138-139.

[44] Khoshbaten M, Rostami Nejad M, Ansarin K, et al. The association between clinical symptoms, laboratory findings and serum endothelin 1 concentrations, in cirrhotic patients with and without hepatopulmonary syndrome. Gastroenterology and Hepatology from Bed to Bench, 2012, 5: S13-19.

[45] Zhang WH, Lu WX. Clinical analysis of 23 cases of hepatopulmonary syndrome. Chinese Journal of Tuberculosis and Respiratory Diseases, 2006, 29: 821-823.

[46] Mohammad Alizadeh AH，Fatemi SR，Mirzaee V，et al. Clinical features of hepatopulmonary syndrome in cirrhotic patients. World Journal of Gastroenterology，2006，12：1954-1956.

[47] Rahman MA，Dhar DK，Yamaguchi E，Maruyama S，et al. Coexpression of inducible nitric oxide synthase and COX-2 in hepatocellular carcinoma and surrounding liver：possible involvement of COX-2 in the angiogenesis of hepatitis C virus-positive cases. Clinical Cancer Research，2001，7：1325-1332.

[48] Ikeguchi M，Ueta T，Yamane Y，et al. Inducible nitric oxide synthase and survivin messenger RNA expression in hepatocellular carcinoma. Clinical Cancer Research，2002，8：3131-3136.

[49] Lee JM，Choi MS，Lee SC，et al. Prevalence and risk factors of significant intrapulmonary shunt in cirrhotic patients awaiting liver transplantation. The Korean Journal of Hepatology，2002，8：271-276.

[50] Guevara M，Bru C，Gines P，et al. Increased cerebrovascular resistance in cirrhotic patients with ascites. Hepatology，1998，28（1）：39-44.

[51] Arguedas MR，Abrams GA，Krowka MJ，et al. Prospective evaluation of outcomes and predictors of mortality in patients with hepatopulmonary syndrome undergoing liver transplantation. Hepatology，2003，37（1）：192-197.

[52] Fuhrmann V，Madl C，Mueller C，et al. Hepatopulmonary syndrome in patients with hypoxic hepatitis. Gastroenterology，2006，131（1）：69-75.

3 肝肺综合征的微创介入治疗方法与应用

3.1 肝肺综合征经颈静脉肝内门体分流术治疗的系统评价

3.1.1 引言

　　肝肺综合征是慢性肝病患者中一种常见且严重的并发症，通常发生在肝硬化患者中。该疾病是由慢性肝脏疾病在伴或不伴有门静脉高压的情况下，导致相关肺内血管扩张，从而引起动脉氧合缺陷的一种疾病。这种缺陷会导致患者低氧血症，表现为呼吸困难、乏力和气促等症状。据报道，肝肺综合征的发生率在 5%～32%，这表明这种疾病是比较常见的[1-3]。肝肺综合征是一种严重的疾病，因为它可以显著影响患者的生活质量和生存率。由于低氧血症会导致多个器官受损，因此肝肺综合征也会导致多种严重的并发症，例如心力衰竭、急性肺损伤、肾功能不全和感染等。尽管肝移植是目前唯一公认的肝肺综合征治疗方法[4]，但是由于肝移植肝源的有限性，这种治疗方法并不适用于大部分肝肺综合征患者。此外，肝移植术的手术风险很高，其术后死亡率高达 16%～33%，大多数死亡发生在 6 个月内和肝肺综合征较晚期的患者中[5-7]。因此，寻找其他替代治疗方案对于肝肺综合征患者来说是至关重要的。

　　门静脉高压在肝肺综合征的发病机制中起着重要作用，因此，寻找一种可有效降低门静脉高压的治疗方法成了一种有吸引力的替代治疗方案[8, 9]。经颈静脉肝内门体分流术（transjugular intrahepatic portosystemic shunt，TIPS）是一种公认的降低门静脉高压的方法[10]，它已被广泛用于治疗门静脉高压曲张静脉破裂出血及顽固性腹腔积液等。TIPS 是一种治疗肝肺综合征的方法，通过减轻门静脉高压和减少肺内血管扩张，从而改善氧合功能。该手术在肝肺综合征治疗中的作用包括以下方面。①减轻门静脉高压：门静脉高压是导致肝肺综合征的重要因素之一，通过 TIPS 可以减轻门静脉高压，从而减少肺动脉高压和肺内血管扩张。既往文献表明，该手术可能会缓解门静脉高压引起的肺血管扩张和血流动力学改变，从而改善肝肺综合征患者的生存质量和预后。②改善氧合功能：肝肺综合征的主要特征是低氧血症，TIPS 可以通过增加有效肺血流和减少肺内血管阻力，改善氧合水平。一些研究表明，该手术可以明显提高氧合水平，降低住院时间和死亡率。③改善肝功能：肝衰竭是肝肺综合征的重要组成部分，TIPS 可以改善肝功能，增加肝血流量和氧供，从而缓解肝衰竭的症状和病理生理改变。TIPS 已作为肝肺综合征患者肝移植前的一种重要过渡治疗方法，被认为可以缓解肝肺综合征患者的症状和改善预后。然而以上结论主要基于多篇个案报道提供的成功案例。随着对肝肺综合征的发病机制的深入研究，TIPS 在肝肺综合征中的疗效和安全性尚缺乏高级别证据，需要更加系统和全面评价。本节研究的目的是基于现有文献，通过系统评估 TIPS 在肝肺综合征诊治中的作用，以期为临床治疗提供更加准确和科学的依据。为了实现这一目的，研究中将采用系统性文献检索的方法，检索包括 Medline（PubMed）等国内外重要数据库中相关的文献资料，同时还将检索一些国内外的专业性期刊和会议论文。筛选后，将对符合纳入标准的文献进行质量评价和数据提取，对纳入研究的患者数、年龄、性别、治疗方案、随访时间、主要疗效指标、不良反应和并发症等数据进行汇总和分析，最终得出 TIPS 在肝肺综合征治疗中的疗效和安全性评价，为临床提供更加准确、可靠和有效的治疗建议。

　　本节研究的结果将为医生选择最适宜的治疗方案提供参考依据，通过系统评价的方法对 TIPS 在肝肺综合征治疗中的临床疗效、安全性，以及其在不同患者群体中的适应证和禁忌证进行评估。同时，还将探讨 TIPS 与传统肝移植术在治疗肝肺综合征中的比较，以及在实际临床应用中如何选择最合适的治疗方案，为患者提供更加安全有效的治疗选择，同时也有助于推动 TIPS 在肝肺综合征治疗中的应用和发展。

3.1.2　材料与方法

　　对于涉及人类的科学研究，保护研究对象的权益和尊严是至关重要的。在研究计划中，需要充分考虑到人类伦理学的原则，并制订相应的伦理方案。同时，也需要获得相关机构的批准，以确保研究的合法性和道德性。在本节研究中，由于所采用的是现有文献中的数据，因此并不存在人类试验或采集新的患者数据的情况，因此无须获得机构审查委员会或伦理委员会的批准。这项系统评价是根据系统审查和荟萃分析优先报告条目（preferred reporting items for systematic reviews and meta-analyses）要求进行的[11]。

1. 文献检索和筛选标准

　　科学的医学研究文献检索方法是保证研究质量和可信度的重要步骤之一。Medline 是国际上公认的最权威、最全面的医学文献数据库之一，其检索结果对研究者的文献来源选择具有重要意义。著者通过检索 1990 年 1 月至 2015 年 4 月的

Medline（PubMed），基于检索词"hepatopulmonary syndrome"和"transjugular intrahepatic portosystemic shunt"进行检索。本次检索采用的检索词"hepatopulmonary syndrome"和"transjugular intrahepatic portosystemic shunt"是与肝肺综合征和 TIPS 相关的词汇，有助于提高检索的准确性和覆盖率。检索仅限于英文文献和人类受试者对象。相关参考文献列表也通过手工搜索以确定是否存在符合条件的其他研究，以避免遗漏符合条件的研究。在进行纳入和排除标准审查时，采用了两名评审人员的背靠背独立审查，并严格按照纳入和排除标准进行筛选，以确保选入的研究具有一定的可比性和学术价值。通过采用上述检索方法和筛选标准，尽最大努力避免研究中的偏差和误差，从而保证研究的可靠性和有效性。

本节研究纳入的肝肺综合征患者均接受了 TIPS 治疗。唯一的排除标准是患者年龄小于 18 岁。两名评审人员根据纳入和排除标准独立审查了标题及摘要，必要时也严格审查了全文。

2. 数据提取和定义

数据提取是系统评价类研究中十分重要的一步，两名独立的数据提取者提前按照本项目研究目的和研究问题制定了数据提取表格，以确保提取的数据覆盖了所有需要研究的指标和变量。在数据提取过程中，评价者对每篇文献进行了仔细阅读和筛选，只有符合研究目的和筛选标准的文献才会被纳入分析。如果出现分歧意见，两名评价者会进行讨论和协商，以达成一致意见。如果两名评价者无法达成一致，将会邀请第三位审查员进行独立评价，并通过三人讨论解决分歧问题，以确保数据提取的准确性和一致性。在数据提取完毕后，仍需对数据进行反复核对和校验，确保数据的准确性和可靠性。这样的数据提取方法可以有效减少数据误差和偏差，提高研究的可信度和科学性。诊断依据为肺内血管扩张和动脉氧合缺陷，肺内血管扩张由超声心动图或 ^{99m}Tc-MAA 肺灌注扫描确定，动脉氧合缺陷由年龄校正的 P(A-a)O_2 确定[12]。严重程度的分级可以根据 PaO_2 的水平来确定，PaO_2 反映了动脉血氧含量。在轻度肝肺综合征中，PaO_2 水平较高，患者的症状相对较轻，而在极重度肝肺综合征中，PaO_2 水平非常低，患者的生命处于极度危险之中。因此，对于极重度肝肺综合征患者的治疗需要非常谨慎和积极，以避免并发症和死亡的风险。氧合功能结果分为改善（PaO_2 升高>10mmHg）、恶化（PaO_2 降低>10mmHg）或无变化（PaO_2 升高/降低<10mmHg）。

3. 统计学方法

Revman 统计软件是一种广泛应用于医学研究的统计分析软件，其操作简单、功能齐全，可帮助研究人员进行系统性评价和荟萃分析等工作。著者使用 Revman

统计软件对采集的数据进行统计分析，并生成图表来展示研究结果。设定 0.05 为统计阈值概率，这是一种通用的设定，用于判断研究结果是否具有统计学意义。当 $P<0.05$ 时，认为该差异具有统计学意义，并否定原假设。在保留数据精度的同时，一般保留一到两位小数来表示采集的数据，P 值保留两位小数。这样可以避免数据的过度精确而导致的误解，同时也可以更加直观地展示研究结果。

3.1.3 结果

共筛选了 30 项研究，29 项通过 Medline 检索，1 项通过参考文献列表检索。11 项研究符合纳入标准[14-24]，其中一项被排除，因为它包括 18 岁的患者（图 3-1）。最后，纳入了 10 项研究，包括 9 篇案例报告和 1 篇案例系列[14-23]。图中的筛选流程图说明了研究选择过程，纳入研究的一般特征总结如表 3-1。共有 12 名肝肺综合征患者被纳入分析，其中包括 5 男性和 7 名女性，平均年龄 48 岁（范围 22～63 岁）。所有患者均有门静脉高压症，11 例有肝硬化。Child-Pugh 分级和终末期肝病模型评分数据分别缺失 6 例和 10 例。8 例患者有极重度的肝肺综合征，2 例有重度肝肺综合征，2 例有中度肝肺综合征。5 例有腹腔积液，4 例有静脉曲张出血，4 例有肝性脑病，1 例有肝性胸腔积液。5 例患者患有限制性肺部疾病，其中 1 例伴有卵圆孔未闭。10 例肝肺综合征患者接受 TIPS 治疗，1 例肝肺综合征合并肝性胸腔积液，1 例静脉曲张破裂出血。在所有患者中，TIPS 在技术上都是成功的，没有出现手术相关并发症。用于 TIPS 的支架类型：一篇提及使用了裸露的自膨胀金属支架，其余文献中均没有提及。平均门静脉压差由术前的 18.2mmHg（10～30mmHg）降至术后的 6.5mmHg（3～15mmHg）。表 3-2 总结了患者的人口学和临床特征。

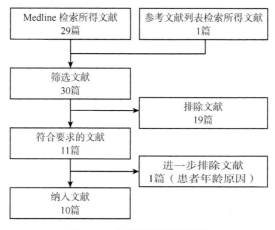

图 3-1　文献筛选的流程图

表 3-1　纳入研究的一般特征

研究者	年份	研究类型	患者例数
Allgaier 等[14]	1995	个案报道	1
Riegler 等[15]	1995	个案报道	1
Corley 等[16]	1997	个案报道	1
Selim 等[17]	1998	个案报道	1
Lasch 等[18]	2001	个案报道	1
Chevallier 等 [19]	2004	个案报道	1
Martínez-Pallí 等[20]	2005	病例组	3
Benítez 等[21]	2009	个案报道	1
Wallace 等[22]	2012	个案报道	1
Nistal 等[23]	2014	个案报道	1

　　表 3-3 总结了每个患者的手术细节和结果数据。患者平均随访 9.3 个月（0.75～36 个月）。9 名患者（患者 1、2、4～7 和 10～12）的氧合得到改善，有 2 名患者（患者 7 和 12）在 4 个月后尽管在多普勒超声检查上未见明确分流道异常，但其氧合功能没有得到持续性改善。在其余 3 名患者（患者 3、8 和 9）中，氧合功能基本未发生显著变化；1 例在 4 个月后恶化（患者 8）。在接受 MAA 肺血流灌注扫描的患者（患者 1、3、4、6 和 11）中，有 4 例（患者 1、4、6 和 11）的分流分数显著降低。经颈静脉肝内门体分流术功能障碍发生在两名患者（患者 6 和 10）随访期。患者 6 术后 27 个月出现分流道狭窄，无症状，行球囊扩张术。10 例患者术后 6 个月出现分流管狭窄，呼吸道缺氧等相关症状复发，分流道扩张/修复后症状完全消失。4 名患者（患者 2、5、8 和 10）接受了肝移植。2 例（7 例和 9 例）死于多器官功能衰竭综合征，1 例（患者 11）死于脓毒血症。在最后一次随访时，其余的患者均处于存活状态。

3.1.4　讨论

　　系统评价或荟萃分析可作为一种高级别证据。系统评价作为一种结构化的分析方法，用于收集、分析和总结关于特定研究问题的所有可用证据。它包括系统性地搜索相关研究，对其质量进行综合评估，并综合其研究结果。荟萃分析作为一种统计方法，可合并和分析多个独立研究的结果。它通过汇总各个研究的数据，得出关于感兴趣变量之间效应规模或关联的总体估计。系统评价则侧重于搜集、评估和总结所有可用研究的证据，不仅包括定量研究，还包括定性研究和其他类

表 3-2 各研究中患者的一般特征

研究	编号/年龄(岁)/性别	肝病病因	严重度	Child-pugh 分级	MELD 评分	腹水	曲张静脉	曲张静脉破裂出血	肝性脑病	肝性胸水	缺氧	杵状指	发绀	心肺疾病	TIPS 手术指征
Allgaier 等[14]	1/22/M	EB 病毒	极重度	-	-	-	+	+	-	-	-	-	+	-	VB
Riegler 等[15]	2/58/F	血色病	极重度	-	-	-	+	-	-	-	+	-	+	-	HPS
Corley 等[16]	3/41/F	酒精性	极重度	-	-	-	+	-	-	-	+	+	+	-	HPS
Selim 等[17]	4/48/M	HCV、酒精性	极重度	-	-	+	+	-	+	+	+	-	-	-	HPS、HH
Lasch 等[18]	5/51/F	酒精性	极重度	-	-	+	+	-	+	-	+	-	-	-	HPS
Chevallier 等[19]	6/46/F	酒精性	严重	A	-	-	-	-	-	-	+	-	-	-	HPS
MartinezPalli 等[20]	7~9/50±22/M/F	HCV/酒精性 特发性	2名患者极重度 1名患者重度	A/B/B +	-	1名患者+	+	2名患者	-	-	+	+	+	RLD	HPS HPS
Benitez 等[21]	10/46/F	病因不明	中度	B	13	+	-	-	-	-	+	-	-	RLD	HPS
Wallace 等[22]	11/51/M	酒精性	中度	-	13	+	-	+	+	-	+	-	-	RLD、PFO	HPS
Nistal 等[23]	12/63/F	结节病	极重度	B	-	-	+	-	-	-	+	-	-	RLD	HPS

注：MELD. 终末期肝病模型；TIPS. 经颈静脉肝内门体分流术；HPS. 肝肺综合征；RLD. 限制性肺疾病；PFO. 卵圆孔未闭；M/F. 男性/女性；HCV. 丙型肝炎病毒；VB. 静脉曲张破裂出血；HH. 肝性胸水。

表3-3　患者的手术细节和结果数据

编号/文献	PSG (mmHg)		PaO$_2$ (mmHg)			PaCO$_2$ (mmHg)			P(A-a)O$_2$ (mmHg)			MAA分流比 (%)		随访时间 (m)
	Pre-TIPS	Post-TIPS	Pre-TIPS	Post-TIPS ≤4个月	>4个月	Pre-TIPS	Post-TIPS ≤4个月	>4个月	Pre-TIPS	Post-TIPS ≤4个月	>4个月	Pre-TIPS	Post-TIPS	
1[14]	20	3	42	79	–	29	31	–	–	–	–	34	26	7
2[15]	29	7	45	56	–	–	–	–	61	–	–	–	–	0.75
3[16]	30	15	35	39	–	–	–	–	–	–	–	27	27	9
4[17]	–	4	52†	63	–	28	28	–	–	47	–	10.1	2.7	4
5[18]	10	4	57†	70†	–	–	49†	–	109	–	–	–	–	–
6[19]	17	4	52	94	–	58	–	–	–	–	–	18	5.7	36
7[20]	17	7	32	58	33	27	31	26	88	53	87	–	–	–
8[20]	12	8.5	59	61	34	28	27	34	54	69	73	–	–	8
9[20]	16	3	28	31	–	35	38	–	78	71	–	–	–	1.25
10[21]	–	–	60	72	–	27	–	–	46	–	–	–	–	12
11[22]	12	9	64	90	–	–	–	–	47	–	–	13.8	2.8	6
12[23]	19	–	49	102	55	–	–	–	–	–	–	–	–	9

注：PSG, 门体压力梯度；PaO$_2$, 动脉氧分压；PaCO$_2$, 动脉二氧化碳分压；P(A-a)O$_2$, 肺泡动脉氧分压差；MAA, 大聚合白蛋白；Pre-TIPS, TIPS治疗前；Post-TIPS, TIPS治疗后。

型的证据，旨在提供全面和客观的研究摘要。而荟萃分析专注于对定量数据进行统计合并和分析，旨在提供关于变量之间效应规模的总体估计。荟萃分析通常是在系统评价的框架下进行的，以提供对研究结果的定量综合。系统评价可能包括多个研究，其中某些研究可能具有相似的研究目标、方法和结果。如果这些研究足够同质并提供兼容的数据，就可以进行荟萃分析来获得效应规模的总体估计。因此，荟萃分析是系统评价中的一个组成部分，用于提供对研究结果的数量化综合，以及对整体效应的评估和推论。

系统评价和常规综述是两种常见的文献综述方法，它们在研究设计、分析方法和目的上存在一些区别。从方法上来说：系统评价采用系统性的方法，包括明确的研究问题、系统搜索、预先定义的纳入和排除标准、质量评估和数据综合等步骤，其目标是全面、客观地总结和评估可用研究的证据；常规综述通常没有明确的方法学指导，主要依赖作者的主观判断和选择，它可以包括不同类型的文献，以及作者的意见和评论，更注重讲述和解释研究领域的现状。从数据整合上来说：系统评价通过严格的方法来整合和综合研究结果，它可能使用定性综合（通过描述和比较研究结果）或定量综合（通过统计分析合并效应量）的方法，以获得对研究问题的全面回答；常规综述通常采用描述性的方法，将研究结果和观点以叙述方式呈现，缺乏系统的数据整合和量化综合。从结果可信度上来说：系统评价强调方法的透明性和严谨性，通过明确的步骤和质量评估来减少偏倚和不确定性，它提供了较高水平的证据可信度，可以用于指导决策和制定指南；常规综述的结果高度依赖作者的选择和主观判断，可能存在较大的偏倚和不确定性，它的证据可信度较低，仅供参考或提供对某个主题的初步了解。可见系统评价与常规综述之间的区别主要在于方法学的严谨性、数据整合的系统性和结果的可信度。系统评价通过严格的步骤和方法，提供全面、客观和可信的证据总结；常规综述则更加灵活，依赖作者的判断和观点，主要用于概述研究领域的现状。

在过去的 20 年中，系统评价和荟萃分析文献的数量稳步增长。系统评价和荟萃分析比常规综述的显著好处在于提供了大量可用的数据，而不仅仅是某个研究者个人选择的少量数据；所有结果都是由系统、客观的方式完成的并遵循一定的标准；其结果包含一个结果池，并基于量化分析。一项单一的研究有更多的局限性。尽管系统评价和荟萃分析是强大的研究工具，但也有一些缺点：首先，找到所有合适的研究数据可能是困难和耗时的；其次，荟萃分析还需要复杂的统计技能和技术，对于缺乏这类研究经验的研究人员来说，可能是具有挑战性的；再次，系统评价和荟萃分析的结论一旦出现异常可导致某个特定研究课题暂停，但这些结论只是对既有经验的总结，而无法为未来的研究指明方向，这意味着既往研究的错误结论可能对未来领域内研究造成严重影响。

　　系统评价和荟萃分析提供了一些可靠的结果，可以帮助研究人员更好地理解某种疾病或干预对临床预后的影响程度。然而为了确保其准确性，系统评价的作者必须确保严格对细节进行审查，并报告研究的方法，以便对研究的结论进行充分的审查。在报道这类研究的结果时，可能会有错误的结论引起读者的反感。如果不正确的结论被用来指导临床决策，可能会导致无效或有害的临床结局。还应该记住的是，任何系统回顾或荟萃分析的结果都只有在所基于的源数据质量很高时才具有实用价值。在进行此类研究时，如果没有足够的谨慎可能会得出错误的结论。如果不考虑或分析所纳入研究数据的质量，就很容易得出错误的结论。

　　经过严格的筛选，著者通过系统评价方法纳入了 9 份案例报告和 1 个病例组研究。尽管 TIPS 改善氧合的机制尚不清楚，最终纳入的 12 例患者中有 9 例（75%）在完成 TIPS 后氧合有所改善。Martinez-Palli 等 12 例患者中有 3 例（25%）术后氧合无改善，9 例患者中有 2 例（22.2%）早期复发，尽管 TIPS 肝内门体分流道通畅，但仍有初步改善。这表明，TIPS 本身并不能长期改善氧合功能，而且容易复发。然而应该注意的是，肝移植并不能保证实现氧合功能的改善[5, 7]。此外，一些病例报告也描述了肝移植后复发的个体[25, 26]。肝移植对于改善门静脉高压相关并发症是非常有效的，但其改善肝肺综合征的机制仍然不太清楚。有些研究认为，肝移植可以促进肺血流量的增加，改善肺内微循环和肺泡气体交换，从而提高氧合水平。另外一些研究认为，肝移植可以通过降低血浆内源性一氧化氮抑制剂的浓度，促进血管扩张和血流动力学稳定性，进而改善氧合水平。但是，这些机制还需要更多的研究来证实。除了机制问题，肝移植后治疗效果没有改善或复发的原因也有很多，包括手术并发症、免疫抑制剂的使用和原发病复发等多种因素。在肝移植治疗肝肺综合征和门静脉高压相关并发症时，需要对这些潜在因素进行全面评估和管理，并采取相应的治疗措施。特别是在治疗未解决或复发的原发肝病方面，需要特别注意监测和预防，并及时处理可能的并发症和问题。总而言之，肝移植治疗肝肺综合征和门静脉高压相关并发症是一种有效的方法，但其具体机制和治疗效果的影响因素还需要更多的研究来证实。

　　研究中接受了 ^{99m}Tc-MAA 肺灌注扫描的患者显示 TIPS 后脑分流比有所降低。这表明，由于肺内血管扩张减少，氧合作用可能有所改善。先前的研究表明，门静脉高压会导致局部和全身血管扩张剂的产生增加，如一氧化氮和一氧化碳[27]。既往最被广泛推崇的解释：通过 TIPS 进行门静脉减压，可能会减少肝脏内这些血管扩张剂的产生，进而减缓其对肺血管的影响。这些血管扩张剂包括一氧化氮和血管活性物质等，它们在肝硬化和肝肺综合征中大量产生，导致肺血管扩张和肺动脉高压的发生；进而通过门静脉减压可能会抑制这些血管扩张剂的产生，从而减轻肺内血管扩张和肺动脉高压的发展，改善患者的氧合情况[28]。然而，这些假说尚缺乏充足证据。Benten 等为检测肝硬化内毒素等肠源性细菌产物的移位的问题,对 8 例肝硬化患者行 TIPS 前后分别检测肝内细菌产物的清除情况,包括中心静脉、肝静脉和门静脉血中的内毒素、内毒素结合蛋白和一氧化氮前体 L-精氨酸的浓度[29]。研究发现 TIPS 前门静脉血的 L-精氨酸浓度高于术前肝静脉血的 L-精氨酸浓度[(77.4±10.0)μmol/L vs.(51.2±8.1)μmol/L,$P<0.01$]。肝静脉血的血药浓度升高至(77.0±11.8)μmol/L,与门静脉血的血药浓度相近,而中心静脉血 L-精氨酸浓度由术前的(66.9±12.4)μmol/L 升至术后的(78.4±13.2)μmol/L($P<$ 0.05),说明大量一氧化氮的合成"原料"未能在肝内生成一氧化氮,而被释放进入了体循环。Jalan 等在另一项研究中对因内镜治疗失败的曲张静脉破裂出血而行 TIPS 的 12 例患者在支架植入前和植入后采用改良的内毒素测定法进行了观察,正如该论文作者所预期的,在肝硬化患者中检测到较高的门静脉内毒素浓度,为(1743±819)pg/ml;中心静脉血中可检测到高浓度的内毒素,为(931±551)pg/ml;经肝内毒素浓度为(438±287)pg/ml,说明 25%±12%的门静脉内毒素被硬化后的肝脏清除[30]。因此,该论文作者认为 TIPS 的植入导致急性内毒素血症,这可能通过 i-NOS 依赖的机制并与一氧化氮的产生增加有关。尽管 TIPS 在肝肺综合征患者中的疗效及机制仍缺乏确切的研究证据,但它仍然是目前除肝移植外最有效的治疗方法之一。TIPS 在治疗其他与门静脉高压相关的疾病中也具有一定的疗效。例如,在治疗胆汁性肝硬化相关的并发症时,其可以有效地减轻患者的症状、改善生命质量,并降低患者的病死率。此外,随着人们对肝脏疾病的认识和理解不断深入,TIPS 在未来的应用前景也将越来越广阔。例如,一些研究正在探索 TIPS 在治疗自身免疫性肝病和肝癌等疾病中的潜在应用价值,并取得了一些令人鼓舞的初步结果。

TIPS 作为外周介入领域技术难度最大、学习曲线最长的手术,很多研究者对其在肝肺综合征中的安全性仍有顾虑。近年随着材料和工程技术的不断发展,越来越多的临床医生、工程师和研究者开始关注如何优化和改进该手术,以提高其安全性和有效性。一些研究表明,通过减少门静脉血流量、加强术前和术后的营养支持、控制感染和高动力循环等措施,可以有效降低 TIPS 的并发症风险和提高手术成功率[28]。此外,还有一些新的设备和器械被引入到 TIPS 中,例如覆膜支架、半覆膜支架、微型经皮内镜、导航系统、三维重建、超声引导等,这些技术和设备可以提高手术的精准性和安全性。除了优化手术本身,加强患者的术前和术后管理也是提高 TIPS 安全性的重要措施。术前需要对患者进行全面的评估和准备,包括对其肺功能、心功能、营养状况和合并症等进行评估,以确定手术的适应证和患者的手术风险。术后需要对患者进行密切的监护和治疗,包括控制术后疼痛、预防感染、管理高动力循环状态和进行康复训练等。因此,经 TIPS 在治疗肝肺综合征患者方面具有很高的临床应用价值，但其安全性问题仍然需要重视和探究。

由于研究的样本数量较小，可能存在选择偏差和样本偏差等潜在问题，这可能会影响研究结果的可靠性和可信度。同时，跟踪时间短也可能导致无法观察到一些重要的变化和影响因素。因此，在进行该领域的未来研究时，应该采取更为全面和系统的方法，并增加样本数量和延长跟踪时间，以获得更加准确和全面的结论。尽管存在这些局限性，该研究的结果仍然为未来研究提供了有价值的线索和方向。通过分析病例报告和病例系列，揭示了一些有关该领域的重要信息和趋势，为进一步研究提供了有益的启示[31]。未来可以在该研究的基础上，采用更为全面和长期的研究设计，增加样本数量和跟踪时间，以进一步探究该领域的复杂性和多样性。这样可以更好地了解疾病的发病机制和预后情况，为开发更有效的预防和治疗方法提供重要的科学依据。

3.1.5　小结

TIPS 在肝肺综合征的诊治中具有积极的作用。它可以有效地改善氧合和肝功能，减轻患者的痛苦并提高其生存质量。此外，它也可以减少患者并发症和死亡，TIPS 是一种很有潜力的治疗方法，在未来的临床实践中有望得到更广泛的应用。虽然现有的研究结果相对令人鼓舞，但还需要进行更多的前瞻性研究来评估其长期效果和安全性。本节研究中的极重度肝肺综合征患者显示出极高的死亡率和预后不良，这再次强调了及早诊断和治疗的重要性。在未来的研究中，需要进一步探索肝肺综合征的发病机制和诊断标准，以寻求更好的治疗方法和预后评估方法。

3.2　肝硬化合并肝肺综合征的经颈静脉肝内门体分流术治疗

3.2.1　引言

肝肺综合征是一种因肝脏疾病和（或）门静脉高压所致的肺内血管扩张出现的动脉氧合功能缺陷[1]。肝肺综合征主要发生在肝硬化患者中，其患病率为3%～32%，严重影响患者的功能状态、生活质量和生存[3]。肝移植是肝肺综合征唯一被公认有效的治疗手段，大多数肝移植术后存活的患者可以缓解或改善低氧血症[4]。然而，肝肺综合征患者肝移植术后死亡率较高（16%～33%），在合并重度或极重度低氧血症的患者中更为明显[6]。此外，肝移植对肝肺综合征患者低氧血症的治疗往往数周至数月后起效[7]，且由于肝移植的肝源十分有限，让大部分肝肺综合征患者难以得到肝移植的机会。

虽然肝肺综合征最常见于肝硬化门静脉高压的患者中，但非肝硬化性门静脉高压症（即肝外型门静脉阻塞和布-加综合征）患者也可发展为肝肺综合征[9, 32]，因此尽管肝肺综合征的发病机制尚不清楚，门静脉高压一直被认为起着十分重要的作用。因此，门静脉减压的治疗长期以来被认为是治疗门静脉高压症患者肝肺综合征的一种潜在的有效治疗方法[9, 11]。TIPS 作为除肝移植以外最常用的降低门静脉压力的治疗方法[10]，在多项个案报道中均发现其对肝肺综合征有较好的疗效[13, 15, 19]。然而，由于缺乏前瞻性研究，TIPS 治疗肝肺综合征的疗效和安全性仍然存在争议。

3.2.2 材料与方法

本节中前瞻性地分析了 2014 年 6 月至 2015 年 6 月期间在四川大学华西医院拟接受 TIPS 的肝硬化或布-加综合征患者。所有的肝硬化或布-加综合征的诊断均通过临床、实验室、影像学和必要的组织学结果进行确定。依据患者是否诊断为肝肺综合征，将其分为两组：肝肺综合征组（HPS）和非肝肺综合征组（non-HPS）。本项前瞻性队列研究获得了四川大学华西医院机构审查委员会的批准（伦理批准号：2014-234），所有患者均提供了书面知情同意。本项研究在 ClinicalTrials.gov（登记号 NCT02148536）上注册。

1. 肝肺综合征的诊断标准

参见第 2 章 2.1.2 中肝肺综合征的诊断标准相关内容。

2. 纳入标准

（1）年龄≥18 周岁，性别不限。

（2）完成了肝肺综合征诊断相关检查，包括肝功能检查、直立位动脉血气分析、增强超声心动图、肺功能测定及胸部正侧位 X 线（或胸部 CT）。

（3）自愿行 TIPS 治疗，并签署知情同意书。

3. 排除标准

参见第 2 章 2.1.2 中排除标准相关内容。

4. 数据采集

（1）常规数据及次要数据：参见第 2 章 2.1.2 中数据采集相关内容。

（2）随访：所有患者在 TIPS 完成后 2~3 天、1 个月和 3 个月进行动脉血气分析。因为不能量化肺内分流的程度，所以在本项研究中没有进行随访增强超声心动图。虽然 ^{99m}Tc-MAA 肺灌注扫描可定量评价肺内分流程度，但由于它对轻度和中度肝肺综合征的敏感度非常低，因此在本项研究中没有进行。分别于术后 1 个月和 3 个月行超声心动图检查，评价 TIPS 的效果。对有 TIPS 功能障碍征象（分流道血流速度 <60cm/s 或 >120cm/s 或肝内门静脉分支道下降）的患者（21 例）行门静脉造影和超声检查以确定分流道通畅性。

（3）增强超声心动图参见第 2 章 2.1.2 中数据采集中增强超声心动图的诊断技术相关内容。

（4）^{99m}Tc-MAA 肺灌注扫描数据：参见第 2 章 2.1.2 中 ^{99m}Tc-MAA 肺灌注扫描相关内容。

5. 经颈静脉肝内门体分流术的操作步骤

对于合并或不合并下腔静脉阻塞的肝静脉长节段梗阻的患者进行 TIPS 前，必要时先行间接门静脉造影术，有条件者可行肝静脉球囊阻断逆行 CO_2 造影术。根据医疗中心的条件、操作者的经验、患者状态以决定麻醉方法。患者可在局部麻醉下完成。对于老年或对疼痛耐受性差的患者可联合使用异丙酚和芬太尼。对于急性出血且血流动力学不稳定的患者可采用全身麻醉和气管插管。通常选择右侧颈内静脉穿刺，如果右侧颈内静脉由于解剖等原因无法穿刺成功，可以尝试穿刺左侧颈内静脉或股静脉。鼓励采用超声引导下颈内静脉穿刺（尤其对于伴有颈内静脉解剖异常或颈内静脉血栓的患者），可以减少穿刺并发症。颈内静脉穿刺成功后，将导丝送入下腔静脉，调整导丝进入肝右静脉或肝中静脉，将 Rösch-Uchida 穿刺系统选择性插入肝静脉，测量并记录游离肝静脉压，并准确测量门静脉压力梯度。如果无法进行肝静脉置管，可以进行超声引导下肝静脉穿刺。如果无可用肝静脉，可以直接从下腔静脉穿刺门静脉。门静脉穿刺常用的定向方法包括影像资料引导、间接或直接门静脉造影、CO_2 逆行造影和实时超声引导等。在这些方法的引导下，通常选择距离最短、弯曲角度最小的门静脉进行穿刺。对于肝静脉、门静脉走行及位置关系相对复杂的患者（如肝右叶萎缩、布-加综合征、门静脉血栓），术前 CT 和 MRI 可以帮助操作者判断从肝静脉穿刺门静脉的最佳途径。对肝静脉萎缩、闭塞或寻找困难的门静脉高压患者，可以选择第二肝门附近的下腔静脉肝后段进行门静脉穿刺。从肝静脉穿刺门静脉成功后，通过注射对比剂判断所穿刺管腔是否为肝内门静脉分支。判断准确无误后，用超滑导丝调整进入脾静脉或肠系膜上静脉进行直接门静脉造影，测量基线水平的门静脉压力、下腔静脉压力，计算门静脉和下腔静脉压力差，作为门体压力梯度。球囊导管扩张术及血管内支架植入术：沿导丝送入球囊导管并扩张穿刺道，通常采用直径 8mm 球囊。结合球囊扩张时的切迹及血管造影结果选择合适的血管内支架，定位后释放。释放支架时要注意各种支架的特性。如果 TIPS 建立后门体压力梯度仍超过 13mmHg，则使用直径 10mm 的球囊导管扩张分流道。对于术中支架两端位置欠佳者，可直接叠放支架予以矫正。检查血流通过支架的顺畅性，并再次测量门静脉和脾静脉压力及下腔静脉压力、计算门体压力梯度。

6. 统计学方法

相关软件、统计标准、数据分析：参见第 2 章 2.1.2 中统计学方法相关内容。

3.2.3　结果

1. 一般情况

患者筛选流程如图 3-2 所示，在纳入研究的 55 例患者中 54 例（98.2%）成功完成 TIPS。1 例布-加综合征合并轻度肝肺综合征的患者由于下腔静脉残端过短而导致失败，使得无法实施安全的门静脉穿刺，因此这名患者被排除在外。肝肺综合征患者经颈静脉肝内门体分流道建立前平均门静脉压力梯度为（21.6±8.0）mmHg，经颈静脉肝内门体分流道建立后为（10.8±4.9）mmHg；非肝肺综合征患者经颈静脉肝内门体分流道建立前平均门静脉压力梯度为（23.1±4.8）mmHg，经颈静脉肝内门体分流道建立后为（11.5±4.5）mmHg。经颈静脉肝内门体分流道建立后平均门静脉压力梯度的平均下降在肝肺综合征和非肝肺综合征患者之间无显著差异[（10.4±4.9）mmHg $vs.$（11.6±5.0）mmHg]。无患者在经颈静脉肝内门体分流道建立后 3 个月内失效或接受肝移植。2 例患者，包括 1 例重度肝肺综合征和 1 例非肝肺综合征患者，在经颈静脉肝内门体分流道建立后 2 个月内死于静脉曲张出血。排除经颈静脉肝内门体分流道失效（$n=1$）、静脉曲张出血（$n=1$）和十二指肠溃疡出血（$n=1$）的 3 例患者以及死亡的 2 例患者，其中包括 1 例中度肝肺综合征和 1 例非肝肺综合征患者。有静脉曲张出血和十二指肠溃疡出血的患者因使用抗生素而被排除在外。在这项分析纳入的 49 名患者中，术后 3 个月内，多普勒超声检查中没有显示任何经颈静脉肝内门体分流道功能障碍的迹象。1 例中度肝肺综合征患者和 4 例非肝肺综合征患者在经颈静脉肝内门体分流道建立后 3 个月内出现明显的肝性脑病（West Haven 标准Ⅱ～Ⅳ级）。在上述 5 例中，乳果糖单药治疗均成功逆转了患者的肝性脑病症状，术后 3 个月内未发生其他并发症。术后 3 个月内，没有患者接受抗生素、一氧化氮、亚甲蓝等治疗。

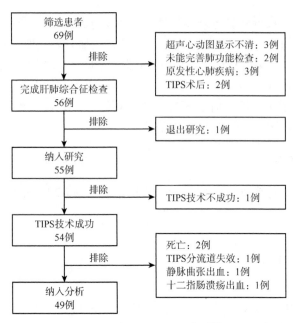

图 3-2　患者选择过程的流程图[31]

TIPS，经颈静脉肝内门体分流术

2. 结果分析

26 例肝肺综合征患者中，5 例（19.2%）出现呼吸困难，其中重度肝肺综合征 1 例、中度肝肺综合征 3 例、轻度肝肺综合征 1 例。在这 5 例患者中，4 例（80.0%）在经颈静脉肝内门体分流道建立后呼吸困难得到改善（3 例在门体分流道建立后 2～3 天，1 例在门体分流道建立后 1 个月）。有 2 例患者在经颈静脉肝内门体分流道建立后 3 个月未能实现氧合功能改善的维持，其中 1 例为重度肝肺综合征、1 例为中度肝肺综合征。1 例轻度肝肺综合征患者报告术后呼吸困难没有改善。纳入研究的患者的基本特征及比较见表 3-4。

表 3-4　患者的基本特征及比较

特征	肝肺综合征 （n=26）	非肝肺综合征 （n=29）	P
年龄（岁）	54.3±13.7	50.4±16.2	0.352
性别（男/女）	13/13	19/10	0.283
肝病病因			0.909
HBV 或 HCV 感染	10（38.5）	12（42.3）	
布-加综合征	6（23.1）	4（13.8）	

续表

特征	肝肺综合征 （ n=26 ）	非肝肺综合征 （ n=29 ）	P
酒精性	5（19.2）	5（17.2）	
原发性胆管炎	2（7.7）	3（10.3）	
其他	3（11.5）	5（17.2）	
Child-Pugh 分级			0.245
A 级	12（46.2）	20（69.0）	
B 级	12（46.2）	8（26.7）	
C 级	2（7.7）	1（3.4）	
Child-Pugh 评分	6.8±1.6	6.3±1.3	0.203
MELD 评分	10.3±2.6	10.6±2.4	0.619
腹腔积液	15（57.7）	15（51.7）	0.788
食管胃底静脉曲张出血	20（76.9）	27（93.1）	0.131
实验室指标			
总胆红素（mg/dl）	1.3±0.6	1.7±1.0	0.157
白蛋白（g/L）	3.3±0.6	3.6±0.4	0.041
肌酐（μmol/L）	0.7±0.2	0.8±0.2	0.028
INR	1.3±0.2	1.3±0.1	0.648
肺功能检查			
TLC（占预测值百分比）	95.1±13.4	98.5±10.5	0.392
FEV_1（占预测值百分比）	93.5±18.4	102.1±13.5	0.112
FVC（占预测值百分比）	94.9±15.9	100.4±13.5	0.260
FEV_1/FVC（占预测值百分比）	83.7±6.6	84.6±5.6	0.349
DLCO[ml/（min·mmHg）]	15.6±4.9	18.9±3.9	0.029
DLCO（占预测值百分比）	68.5±21.4	78.2±16.1	0.124
动脉血气分析			
PaO_2（mmHg）	76.2±11.1	94.8±8.7	<0.001
$PaCO_2$（mmHg）	34.3±5.7	35.3±4.2	0.475
P(A-a)O_2（mmHg）	30.8±11.2	11.3±8.9	<0.001

注：部分数据以平均值±标准差或数量（百分比，%）表示。MELD，终末期肝病模型；TLC，总肺活量；FEV_1，第 1 秒用力呼气量；FVC，用力肺活量；DLCO，一氧化碳弥散量；PaO_2，动脉血氧分压；$PaCO_2$，动脉血二氧化碳分压；P(A-a)O_2，肺泡-动脉氧分压差。

与 TIPS 前比较，肝肺综合征患者 P(A-a)O_2 的平均变化在 TIPS 后 1 个月[（9.2±

8.0）mmHg；$P<0.001$]有统计学意义，但在 TIPS 后 2～3 天[（0.9±10.5）mmHg；$P=0.678$]或 3 个月[（3.4±11.8）mmHg；$P=0.179$]无统计学意义。非肝肺综合征患者 TIPS 后 1 个月 $P(A-a)O_2$ 变化与 TIPS 前比较差异无统计学意义（$P>0.05$），TIPS 后 1 个月 $P(A-a)O_2$ 与 TIPS 前比较差异无统计学意义（$P>0.05$）。术后 1 个月 $P(A-a)O_2$ 与术前比较差异无统计学意义（$P>0.05$）。TIPS 前和术后 1 个月 $P(A-a)O_2$ 的平均变化在肝肺综合征组和非肝肺综合征组之间有显著差异（9.2mmHg *vs.* 2.6mmHg；$P<0.001$）。

两组患者 TIPS 前和术后 3 个月的 $P(A-a)O_2$ 变化如图 3-3 所示。与 TIPS 前相比，肝肺综合征患者 1 个月的平均 $P(A-a)O_2$ 变化有统计学意义[（11.7±10.0）mmHg；$P<0.001$]。但在 TIPS 后 2～3 天[（3.8±11.0）mmHg]或术后 3 个月[（5.5±13.8）mmHg]却未出现 $P(A-a)O_2$ 的改善。与经颈静脉肝内门体分流道建立前相比，非肝肺综合征的患者在术后 1 个月的平均 $P(A-a)O_2$ 变化无统计学意义[（1.0±8.3）mmHg；$P=0.558$]。非肝肺综合征组与肝肺综合征组治疗前和治疗后 1 个月的平均 $P(A-a)O_2$ 变化值（11.7mmHg *vs.* 1.0mmHg）差异有统计学意义（$P<0.001$）。

与 TIPS 前相比，肝肺综合征患者在术后 2～3 天的平均 PaO_2（2.1±4.8）mmHg；$P=0.045$]和 1 个月[（1.8±4.0）mmHg；$P=0.046$]的平均 PaO_2 变化有统计学意义，但在术后 3 个月[（1.5±3.9）mmHg；$P=0.071$]无统计学意义。与术前比较，非肝肺综合征的患者在术后 2～3 天的平均 PaO_2[（−0.2±3.4）mmHg；$P=0.111$]变化无统计学意义。

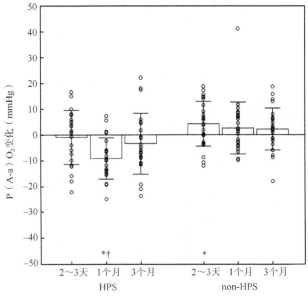

图 3-3　散点图显示肝肺综合征和非肝肺综合征患者 TIPS 前和 3 个月后 $P(A-a)O_2$ 的变化[31]

HPS，肝肺综合征；non-HPS，非肝肺综合征；*单样本 *t* 检验有统计学差异；†独立样本 *t* 检验有统计学差异

3.2.4　讨论

众所周知，尽管接受肝移植评估的患者中高达60%可能有肺内血管扩张，但大约一半的患者合并有肝肺综合征。在本项研究中增强超声心动图结果阳性的患者中，84.4%的患者 $P(A-a)O_2$ 升高，这导致肝肺综合征患者的比例略高于预期。著者猜测患者群体的不同可能导致了上述比例的差异。本项研究中的绝大多数患者只有轻到中度的肝肺综合征，而唯——例被认为有资格纳入本项研究的极重度肝肺综合征患者在接受 TIPS 之前接受了肝移植，并因此退出了研究。由此可见，严重和极严重的肝肺综合征患者在门静脉高压失代偿者中并不常见，而且此类患者通常可以优先获得进行肝移植的机会，患者很少需要求助于 TIPS 进行肝肺综合征治疗。本项研究中无一例重度或极重度的肝肺综合征患者接受门静脉高压症的 TIPS 治疗，这可能是本研究的局限性。为了克服这一局限性，本研究进一步深入分析了肝肺综合征患者和非肝肺综合征患者的动脉血气分析的各项数值，以发现 TIPS 对肝肺综合征疗效的蛛丝马迹。

由于肝肺综合征患者和非肝肺综合征患者的动脉血气分析值随时间的个体间变异性都很大，著者认为这些值的变化应该作为一个整体来评估，而不是单独评估每个病例的数据。TIPS 后动脉血气分析数值变化差异较大的主要原因是个体间变异和相对小的样本量。此外，80%的呼吸困难患者在完成 TIPS 后有所改善。这些结果表明，TIPS 可以在临床上显著改善肝肺综合征患者的肺气体交换。

TIPS 改善肺气体交换的机制尚不清楚，有学者推测是由于心输出量增加改善了通气-灌注匹配并导致流向肺上叶的血液增加，而肺上叶的肺内血管扩张通常不严重仍可实现对氧合水平的拉升。这一机制也可以解释腔静脉成形术可以改善合并布-加综合征的肝肺综合征患者的肺气体交换。在本项研究中合并肝肺综合征和非肝肺综合征的患者在 TIPS 后与门静脉高压相关的腹腔积液、静脉曲张出血等情况并无显著区别，因此门静脉高压症的其他主要并发症的改善似乎与气体交换功能的改善无显著关联。这些未合并门静脉高压的患者在 TIPS 后甚至出现了一过性的 $P(A-a)O_2$ 和 PaO_2 下降，可能是由 TIPS 术后的不适所致。

TIPS 治疗肝肺综合征疗效的持久性一直是一个令人担忧的问题。既往有几项关于肝肺综合征患者在 TIPS 后几个月出现低氧血症再次加重的报道[20, 33-36]。Martinez 等观察了 7 名肝硬化 TIPS 治疗的患者，其中 3 名患者有肝肺综合征，1 名肝肺综合征患者在 TIPS 后早期观察到一过性动脉氧合改善，但这种改善在 4 个月后不再持续，进而认为 TIPS 后门静脉高压患者的肺气体交换既没有改善也没有恶化[37-39]。Nistal 等在另一例白种人重度肝肺综合征患者中发现了类似的现象，该患者 Child-Pugh 评分为 7 分，进行 TIPS 后 6 周 PaO_2 达到 102mmHg，该患者呼吸困难的症状未得到明显改善，TIPS 后 9 个月后患者直立位 PaO_2 降至 55mmHg，平卧位 PaO_2 降至 64mmHg[23]。肝肺综合征患者术后短期出现了氧合功能的改善，但无法实现长期的氧合功能疗效的维持[40, 41]，提示 TIPS 治疗肝肺综合征的疗效是暂时的。这种现象的潜在原因尚不清楚，但不太可能与经颈静脉肝内门体分流道失效有关，因为所有患者在进行动脉血气分析时都保持了经颈静脉肝内门体分流道的通畅性，最合理的解释可能是由于逐渐适应了血液流向，心脏心输出量逐步下降，然而其进一步机制仍需更深入的研究进行明确[23]。

　　本项研究有一定的局限性。首先，缺乏接受 TIPS 治疗的肝肺综合征患者对照组，因此无法进行横向比较。对照组难以设置的原因在于：从伦理上讲，将患者的治疗推迟 3 个月是不道德和不符合不伤害原则的。其次，研究中没有评估经颈静脉肝内门体分流道建立前后肺内分流程度的变化，肺内分流比的变化可用以确定肺气体交换是否由于肺内血管扩张的减少而得到改善，或是否存在亚临床的肺内血管扩张缓解。再次，研究仅纳入了少数伴有呼吸困难的肝肺综合征患者，因此这些结果可能不适用于症状较为明显的肝肺综合征患者。最后，绝大多数患者只有轻到中度的肝肺综合征，尽管尚不清楚肝肺综合征的严重程度是否会影响对 TIPS 的反应。

3.2.5　小结

　　综上所述，本项研究发现 TIPS 可以一过性地改善肝肺综合征患者的肺气体交换功能，但这种方法可能不是肝肺综合征的一种根治性治疗选择，TIPS 可以作为严重肝肺综合征患者进行肝移植前的一种临时性桥接治疗。

3.3　布-加综合征合并肝肺综合征的经颈静脉肝内门体分流术治疗

3.3.1　引言

　　布-加综合征（Budd-Chiari syndrome，BCS）是一种罕见的疾病，其特征是从肝小静脉到下腔静脉的不同程度的肝静脉流出道闭塞[42]，其发病率约为 1/1 000 000。布-加综合征具体的发病率和患者特征可能因地区和人群不同而有所不同，在欧美地区，该病的发病率为每年 1～2/1 000 000；而在亚洲和非洲，其发病率则相对更高，高达每年 3～4/1 000 000。布-加综合征的发病原因多样，包括血液疾病（如多发性骨髓瘤、血小板减少症等）、遗传性因素（如家族性多发性静脉血栓症候群等）、药物影响、感染（如结核病、肝炎等）、妊娠、手术等。此外，长期暴露在环境有害物质中也可能增加该病的发病率。布-加综合征在某些人群中可能会伴随其他疾病或症状出现。例如，在类风湿关节炎患者中的发病率比正常人群高；在凝血功能障碍或血小板减少症患者中，也可能更容易发生布-加综合征。

布-加综合征的临床表现多样。①腹胀和腹痛：布-加综合征患者常出现腹部胀痛、难以忍受的腹胀感，严重时可出现腹部胀痛或钝痛。②肝功能异常：由于肝静脉或门静脉受阻，血液无法顺畅流出肝脏，导致肝脏淤血及肝功能异常，常出现黄疸、肝功能不全、肝硬化等症状。③消化道症状：布-加综合征患者可出现恶心、呕吐、食欲不振等消化道症状。④深静脉血栓形成：布-加综合征患者易出现下肢深静脉血栓。⑤腹腔积液：布-加综合征患者可出现腹腔积液，严重时腹腔积液可引起呼吸困难等症状。

布-加综合征的诊断不仅需要关注临床特征，更重要的是确定患者是否存在肝静脉阻塞，以及阻塞的位置和类型[43]。病史询问包括曾经和当前的症状，如上腹疼痛、肝区疼痛、腹胀、腹泻、呕吐、黄疸等；体格检查包括观察患者的肝脾大小、腹部是否有腹腔积液或包块等，还应检查肝静脉、门静脉等血管的充盈情况和腹股沟淋巴结的肿大情况等，这都有助于明确布-加综合征病灶位置。实验室检查可以帮助确定肝功能状态、凝血功能、血液生化指标等。凝血功能检查可以发现是否存在凝血功能异常，如血小板减少症、血栓性血小板减少性紫癜等。肝功能检查可以确定肝脏是否受损，如转氨酶、胆红素水平等。血液生化指标可以发现患者是否存在肝功能异常，如白蛋白、球蛋白、谷氨酰转移酶等指标。如果以上检查不能明确诊断，则需要进行肝穿刺活检。肝穿刺活检可以确定肝脏的病变类型和程度，确定是否存在肝硬化等。影像学检查是诊断布-加综合征的核心手段，主要包括超声、CT 扫描、MRI、肝血管造影等。超声检查可以发现肝脏、脾脏是否肿大，是否有肝静脉阻塞等。CT 扫描和 MRI 可以清晰地显示肝脏、肝静脉和门静脉的解剖结构，血管的通畅情况等。肝血管造影可以清晰展示肝静脉阻塞的位置和程度，还可以排除其他肝血管疾病，是布-加综合征诊断的金标准。除了上述常规的诊断手段，还有一些辅助检查可以用于布-加综合征的诊断。①血浆 D-二聚体水平检测：D-二聚体是血液中的一个凝血产物，在肝静脉阻塞的患者中 D-二聚体水平通常升高。因此，可以作为布-加综合征的辅助诊断手段之一。②红细胞形态学检查：有一部分布-加综合征患者同时存在溶血性贫血或红细胞增多症等，红细胞形态学检查可以发现溶血性贫血或红细胞增多症等，有助于鉴别诊断布-加综合征。③基因检测：一些布-加综合征患者是由遗传性因素引起的，如蛋白 C、蛋白 S、抗凝血酶等基因突变，基因检测可以通过确定是否存在相关基因突变为诊断提供帮助。

　　布-加综合征是由于肝静脉或门静脉阻塞引起的一种少见的肝血管疾病。治疗布-加综合征的方法取决于病情的严重程度和阻塞的位置。以下是一些常见的治疗方法。①药物治疗：是首选治疗方法，旨在减轻症状和控制疾病的进展。药物治疗可能包括抗凝剂、免疫抑制剂和利尿剂等。②介入血管成形术：介入性治疗旨在解除肝静脉或门静脉的阻塞，通常包括经皮肝静脉或下腔静脉成形术，包括球囊成形术及支架植入等。这些治疗方法可以通过放置支架或导管，或用溶栓剂使血液恢复流通。③TIPS。④其他手术治疗：如果介入治疗无法解除阻塞，或者病情严重，可能需要其他手术治疗，包括肝脏部分切除、隔膜断裂术、肝移植、下腔静脉-右心房分流术、门体分流术和腹腔镜下静脉吻合术等[44]。肝脏部分切除是将部分肝脏切除以改善肝静脉的通畅，从而治疗布-加综合征的一种方法，该手术适用于阻塞位置在肝脏内的患者。目前静脉吻合术主要是通过介入手段，具有创伤小、恢复快的优势，该手术适用于阻塞位置在肝脏外的患者。在治疗过程中，外科医生通过穿刺或置入导管的方式，将支架等支撑物置入受阻部位，扩张静脉管腔，恢复血流通畅。TIPS 是一种旨在减轻肝脏静脉淤血的手术方法，适用于阻塞在肝脏静脉分支的患者。在手术中，外科医生将肝静脉和门静脉之间的分流通道建立起来，以减轻肝脏静脉的压力和淤血；肝移植是治疗布-加综合征最彻底的方法，该手术适用于病情较为严重，肝功能严重受损的患者。部分肝移植治疗布-加综合征的成功率较高，但供体肝脏的匮乏和手术风险等因素限制了其广泛应用。

　　肝肺综合征作为一种常见的慢性肝病并发症，是慢性肝病和（或）门静脉高压导致的肺部氧合功能障碍类疾病，是一种罕见但严重的疾病，通常与门静脉高压或肝硬化相关。肝肺综合征的发生率在肝硬化患者中为 5%～32%[1]。虽然肝肺综合征主要发生在肝硬化患者，但也可发生在肝前型和肝后型门静脉高压症患者（2%～28%）[3, 8, 45]，与对患者的功能状态、生活质量和生存的不利影响因素有关[2]。布-加综合征作为慢性肝病中的一种，其长期存在可以导致患者出现肝硬化门静脉高压进而引发肝肺综合征的出现。与其他肝病引发的布-加综合征患者临床表现相比，其主要临床特征是肺部氧合不足，导致低氧血症和呼吸困难。这些症状的产生是由于门静脉高压引起的肺部微血管扩张和毛细血管扩张，导致肺部毛细血管床扩大，使肺泡与毛细血管的交换面积减少，从而影响了肺部氧合功能。因此，其病理生理特点是肺内血管扩张引发肺泡水平毛细血管血流增加，从而出现因通气-灌注不匹配导致的动脉氧合缺陷，包括出现弥漫性或局限性扩张的肺毛细血管，以及较少见的动静脉沟通[1]。除了低氧血症和呼吸困难外，肝肺综合征患者还可能出现指（趾）端发绀、呼吸急促、心悸、头晕等症状。因此，布-加综合征合并肝肺综合征的诊断需要在明确布-加综合征存在的情况下，诊断患者存在肺内血管扩张（即从右向左分流）和动脉氧合缺陷[即 $P(A-a)O_2$ 增加或 PaO_2 降低]，两者最佳的检测方式分别是增强超声心动图和动脉血气分析。

肝肺综合征的治疗选择极其有限，因为只有肝移植被证明最有效[4, 6]。对于布-加综合征患者来说，肝肺综合征也可能是一个并发症。由于治疗肝肺综合征的主要目标是改善肺部氧合功能，提高患者的生活质量和预后，布-加综合征合并肝肺综合征患者的治疗包括氧疗、肝移植、外科切除/分流、介入血管重建、TIPS 和药物治疗等。氧疗是首选方法，可以帮助缓解呼吸困难和低氧血症。肝移植是根治性手段，但由于肝移植的高风险和高成本，只适用于少数患者。药物治疗包括使用血管紧张素转换酶抑制剂和血管扩张剂等，但其疗效有限。布-加综合征的治疗方法是否有助于减轻肝肺综合征的症状尚且不得而知。球囊血管成形术已被证明能够逆转布-加综合征患者的肝肺综合征[9]，其机制尚不清楚，但可能与门脉压力减低有关，这也可能解释了肝硬化和特发性门静脉高压患者行 TIPS 治疗的良好结果[11]。本项研究的目的是评价门静脉减压术后布-加综合征合并肝肺综合征患者动脉血氧分压的变化，通过这项前瞻性诊断性队列研究，可以更全面地了解患者的治疗情况，为临床治疗提供更为准确和可靠的依据，进一步提高患者的治疗效果和生存质量。

3.3.2　材料与方法

研究的主要目的是通过前瞻性地分析布-加综合征患者在拟进行介入血管成形术和经颈静脉肝内门体分流道建立过程中的情况，探索治疗方法对布-加综合征合并肝肺综合征患者的有效性和安全性。研究包含了 2014 年 6 月到 2015 年 6 月四川大学华西医院的布-加综合征患者。本项研究具有前瞻性分析的特点，研究开始时所有患者尚未接受治疗，研究人员通过对患者的监测和随访，收集了治疗前、中、后的临床数据和相关的实验室检查结果。在进行研究前，本项目已经通过了四川大学华西医院机构审查委员会的审批，并且研究人员已经与所有患者沟通，让患者充分了解研究的内容和风险，并签署了书面知情同意书。

1. 肝肺综合征的诊断标准

参见第 2 章 2.1.2 中肝肺综合征的诊断标准相关内容。

2. 纳入标准

（1）年龄≥18 周岁，性别不限。

（2）接受了肝肺综合征诊断相关的检查。

（3）自愿行 TIPS 治疗，并签署知情同意书。

3. 排除标准

参见第 2 章 2.1.2 中排除标准相关内容。

4. 血管成形术

对于肝静脉、下腔静脉或两者均有短段或膜性阻塞的患者，行球囊血管成形术。用亲水性导丝和多用途导管经颈静脉途径穿过闭塞节段。如果闭塞节段不能被阻断，则引入 Rösch-Uchida 肝通路装置（COOK），并刺穿闭塞节段远端的肝静脉或下腔静脉。穿刺困难时，通过股动脉将猪尾导管放置在闭塞节段远端的下腔静脉，作为穿刺靶点。在穿过闭塞节段后，插入直径 10～20mm 的球囊导管，充起球囊，保持梗阻造成的周向凹陷从球囊轮廓上持续消失 1～2 分钟后放开球囊。

5. 经颈静脉肝内门体分流术操作步骤

参见第 3 章 3.2.2 中经颈静脉肝内门体分流术的操作步骤相关内容。

6. 数据采集

（1）随访流程：所有患者在手术后接受长期的华法林治疗。治疗的起始剂量为 1.25mg，并逐步调整国际标准化比值至 2～3。在术后的 2～3 天及术后的 1 个月和 3 个月进行动脉血气分析（ABG）。此外，所有患者在术后 1 个月、3 个月或临床需要时，都需要进行腹部超声及超声心动图检查，以评估门静脉、下腔静脉情况或 TIPS 的效果。如果在多普勒超声检查中发现了梗阻征象或经颈静脉肝内门体分流道功能障碍，患者需要接受血管造影术以测量压力。

（2）常规数据及次要数据：参见第 2 章 2.1.2 中数据采集相关内容。其中 Child-Pugh 评分通过对患者临床表现和实验室检查指标的评估，共计 5 项。每项指标分别用 A、B、C 分级，分别得分 1、2、3 分。Child-Pugh 评分的总分为 5～15 分，分为 A 级（5～6 分）、B 级（7～9 分）和 C 级（10～15 分）。MELD 评分通过对患者血清胆红素、肌酐和国际标准化比值（INR）的检测结果进行计算，公式为 MELD=3.78×ln（血清胆红素值，μmol/L）+11.2×ln（血清肌酐值，μmol/L）+9.57×ln（INR 值）+6.43。其中，ln 表示自然对数。MELD 评分的计算结果一般在 6～40，分值越高患者的肝功能损伤越严重。

（3）增强超声心动图：参见第 2 章 2.1.2 数据采集中增强超声心动图的诊断

技术相关内容。

（4）^{99m}Tc-MAA 肺灌注核素扫描技术：参见第 2 章 2.1.2 中 ^{99m}Tc-MAA 肺灌注扫描相关内容。

7. 统计学方法

相关软件、统计标准、数据分析：参见第 2 章 2.1.2 中统计学方法相关内容。

3.3.3　结果

1. 一般情况

在本项研究中 28 例纳入筛选的患者均为年龄在 50 岁及以上的成年人，其中包括 15 名男性和 13 名女性。在这 28 例患者中，3 例患者存在排除标准中的相关病情而被排除。25 名患者被纳入（图 3-4）。在 25 例患者中，14 例（56.0%）增强超声心动图结果为肺内血管扩张阳性，其中 11 例（78.6%）P(A-a)O$_2$ 升高。11 例患者（44.0%）被认为患有肝肺综合征，其中 5 例（45.5%）为中度肝肺综合征，6 例（54.5%）为轻度肝肺综合征。表 3-5 总结了患者的基本特征。11 例肝肺综合征患者中，4 例患者因肝静脉短段或膜性梗阻（2 例）、下腔静脉梗阻（1 例）或两者同时梗阻（1 例）行肝静脉（2 例）或下腔静脉（2 例）球囊成形术；7 例肝肺综合征患者因合并下腔静脉长节段梗阻（$n=4$）或不伴下腔静脉梗阻（$n=3$），均行 TIPS 治疗。14 例非肝肺综合征患者中，10 例合并肝静脉短段或膜性梗阻（$n=2$）、下腔静脉梗阻（$n=5$）或两者均有（$n=3$），行肝静脉或下腔静脉球囊成形术。4 例非肝肺综合征的患者由于存在下腔静脉阻塞合并长节段肝静脉阻塞，行 TIPS 治疗（表 3-5）。

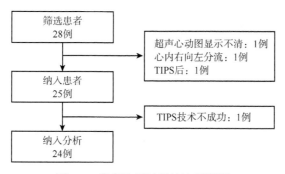

图 3-4　患者选择过程的流程图[45]

表 3-5　患者的基本特征及比较

特征	肝肺综合征 （n=11）	非肝肺综合征 （n=14）	P
年龄（岁）	51.7±17.2	47.2±11.5	0.465
性别（男/女）	6（54.5）	9（64.3）	0.697
原发性布-加综合征	9（81.8）	12（85.7）	＞0.999
梗阻部位			0.161
肝静脉	5（45.5）	2（14.3）	
下腔静脉	1（9.1）	5（35.7）	
肝静脉+下腔静脉	5（45.5）	7（50.0）	
肝硬化	5（45.5）	3（21.4）	0.389
Rotterdam 评分	0.7±0.5	0.9±0.7	0.436
布-加综合征 TIPS 评分	5.2±1.2	4.9±1.1	0.487
MELD 评分	12.0±3.1	10.4±1.5	0.145
腹腔积液	6（54.5）	9（64.3）	0.697
肝性脑病	0（0）	1（7.1）	＞0.999
静脉曲张出血	3（27.3）	5（35.7）	＞0.999
酗酒	0（0）	0（0）	＞0.999
吸烟	2（18.2）	2（14.3）	＞0.999
呼吸困难	3（27.3）	2（14.3）	0.625
发绀	1（9.1）	0（0）	0.440
杵状指	1（9.1）	0（0）	0.440
蜘蛛痣	3（27.3）	1（7.1）	0.288
实验室指标			
总胆红素（mg/dl）	1.5±.8	1.6±0.5	0.584
白蛋白（g/L）	32.3±6.7	39.5±3.1	0.006
肌酐（μmol/L）	0.9±0.5	0.8±0.2	0.742
INR	1.4±0.3	1.2±0.1	0.253
增强超声心动图阳性	11（100）	4（28.6）	0.001
动脉血气分析			
PaO_2（mmHg）	81.4±10.2	95.0±11.8	0.006
$PaCO_2$（mmHg）	33.3±6.5	36.8±4.8	0.129
$P(A-a)O_2$（mmHg）	27.2±6.3	9.3±11.6	＜0.001
SaO_2（%）	96.7±1.7	98.3±1.0	0.009

续表

特征	肝肺综合征 （$n=11$）	非肝肺综合征 （$n=14$）	P
肺功能检查			
TLC（占预测值百分比）	93.2±11.7	98.7±10.7	0.236
FEV$_1$（占预测值百分比）	89.6±19.0	103.4±14.5	0.051
FVC（占预测值百分比）	91.6±13.3	101.9±15.3	0.090
FEV$_1$/FVC（占预测值百分比）	80.6±6.9	84.0±6.2	0.212
DLCO[ml/（min·mmHg）]	15.1±4.0	20.0±3.3	0.003
DLCO（占预测值百分比）	73.8±25.6	84.5±14.6	0.201
降压手术类型			
球囊成形术	4（36.4）	10（71.4）	
经颈静脉肝内门体分流术	7（63.6）	4（28.6）	

注：部分数据以平均值±标准差或数量（百分比，%）表示。MELD，终末期肝病模型；INR，国际标准化比值；SaO$_2$，动脉血氧饱和度；P(A-a)O$_2$，肺泡-动脉氧分压差；PaO$_2$，动脉血氧分压；PaCO$_2$，动脉血二氧化碳分压；TLC，总肺活量；FEV$_1$，第1秒用力呼气量；FVC，用力肺活量；DLCO，   氧化碳弥散量。

2. 操作情况

在24例（96%）患者中成功建立经颈静脉肝内门体分流道。1例肝肺综合征患者由于下腔静脉残端非常短，未能成功建立经颈静脉肝内门体分流道。随后的结果分析中排除了这一例技术上不成功的病例数据。在接受血管成形术的患者中，肝肺综合征患者和非肝肺综合征患者的术前跨肝静脉或下腔静脉的压力梯度无显著差异[（19.3±3.6）mmHg vs.（17.9±5.6）mmHg；$P=0.669$]。接受 TIPS 治疗的肝肺综合征患者和非肝肺综合征患者的术前门体压力梯度也没有显著差异[（21.2±4.6）mmHg vs.（21.0±3.2）mmHg；$P=0.951$]。术后分别有4例和9例患者的门腔静脉的压力梯度降至5mmHg以下。经颈静脉肝内门体分流道建立后，4例肝肺综合征和4例非肝肺综合征患者的门体压力梯度为≤12 mmHg。

术后3个月内患者未出现失访，多普勒超声检查未发现任何再梗阻或经颈静脉肝内门体分流道失效的迹象。2例（8.3%）患者，包括1例中度肝肺综合征和1例非肝肺综合征的患者，在 TIPS 后1个月出现轻度肝性脑病。这2例患者接受乳果糖单药治疗后缓解。术后3个月内未见其他手术相关的并发症。无患者在术后3个月内接受一氧化氮、亚甲蓝、抗生素、肿瘤坏死因子-α、血管内皮生长因子拮抗剂、内皮素-1等治疗。

3. 血气分析结果

术前、术后 $P(A\text{-}a)O_2$、PaO_2 和 $PaCO_2$ 的变化如表 3-6 和图 3-5 所示。肝肺综合征组患者术后 2～3 天 $P(A\text{-}a)O_2$ 与术前相当[（−3.2±11.9）mmHg；P=0.412]，术后 1 个月显著改善[（−11.7±6.4）mmHg；$P<0.001$]，术后 3 个月恢复至术前水平[（−1.3±12.5）mmHg；P=0.757]。同样，PaO_2 在手术后 2～3 天仍与基线相当（$P>0.05$），术后 1 个月出现显著改善（P=0.001），在手术后 3 个月回到基线[（3.2±13.6）mmHg；P=0.479]。术后 3 个时间点的 $PaCO_2$ 均与基线相当[（−8±4.1）mmHg、（−1.7±5.8）mmHg 和（−1.2±3.9）mmHg；P=0.547、P=0.390 和 P=0.372]。非肝肺综合征组在术后 3 个时间点 $P(A\text{-}a)O_2$[（1.4±8.3）mmHg、（3.5±8.1）mmHg、（1.3±8.2）mmHg]，PaO_2[（−1.4±9.8）mmHg、（−2.5±9.2）mmHg、（0.1±7.8）mmHg；P=0.603、P=0.340、P=0.976]，$PaCO_2$[（0±4.7）mmHg、（−1.3±5.4）mmHg、（−1.4±5.0）mmHg；P=0.982、P=0.387、P=0.317]均与基线水平相当。

表 3-6　术前、术后 $P(A\text{-}a)O_2$、PaO_2 和 $PaCO_2$ 的变化

指标	肝肺综合征组（n=10）		非肝肺综合征组（n=14）		P
	数值（mmHg）	P	数值（mmHg）	P	
$P(A\text{-}a)O_2$					
术后 2～3 天	−3.2±11.9	0.412	1.4±8.3	0.543	0.273
术后 1 个月	−11.7±6.4	<0.001	3.5±8.1	0.137	<0.001
术后 3 个月	−1.3±12.5	0.757	1.3±8.2	0.565	0.551
PaO_2					
术后 2～3 天	4.8±11.6	0.222	−1.4±9.8	0.603	0.170
术后 1 个月	14.2±9.8	0.001	−2.5±9.2	0.340	<0.001
术后 3 个月	3.2±13.6	0.757	0.1±7.8	0.976	0.485
$PaCO_2$					
术后 2～3 天	−0.8±4.1	0.547	0±4.7	0.982	0.653
术后 1 个月	−1.7±5.8	0.390	−1.3±5.4	0.387	0.875
术后 3 个月	−1.2±3.9	0.372	−1.4±5.0	0.317	0.913

注：$P(A\text{-}a)O_2$，肺泡-动脉氧分压差；PaO_2，动脉血氧分压；$PaCO_2$，动脉血二氧化碳分压。

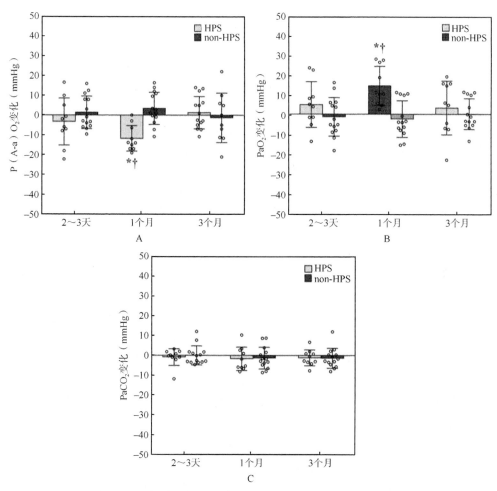

图 3-5 门脉减压前后 P(A-a)O₂、PaO₂、PaCO₂ 变化散点图[45]

*$p<0.05$，基于单样本学生 t 检验。†$p<0.05$（Bonferroni 校正，$p<0.017$），基于独立样本的学生 t 检验（肝肺综合征与非肝肺综合征）。HPS，肝肺综合征；non-HPS，非肝肺综合征

3.3.4 讨论

本部分对 25 例布-加综合征患者进行了肺内血管扩张和肝肺综合征的筛查，并对 11 例布-加综合征合并肝肺综合征患者门静脉减压后动脉血气分析指标的变化进行了分析。结果发现：①布-加综合征患者肺内血管扩张和肝肺综合征发生率分别为56.0%和44.0%；②布-加综合征患者门静脉减压后2～3天 P(A-a)O₂ 和 PaO₂ 与基线无明显差异（$P=0.412$ 和 $P=0.222$），在门静脉减压后 1 个月有显著改善（$P<0.001$ 和 $P=0.001$），3个月后恢复到基线水平（$P=0.757$ 和 $P=0.479$）。

　　肺内血管扩张是指肺血管系统的扩张和改变，通常是由长期存在的肝病或门静脉高压等因素导致。在这些患者中，肝脏硬化或血管结构异常导致血液流通在门脉系统中受阻，血液往往不能有效地从肝脏排出，门静脉压力的增高最终引发肺内血管扩张；在一些情况下，长期慢性肝病的存在还可能导致肺动脉高压，这是一种罕见但严重的并发症，可以导致心力衰竭和死亡[47]。大约60%的肝硬化患者有肺内血管扩张，根据现有诊断标准，超过90%的患者最终可发展为肝肺综合征[3, 39, 48]。肝肺综合征的发生机制主要在于：首先，门静脉高压会导致肺内血管扩张，门静脉内的血液受阻，肝内血液回流受阻，血液逆流到肝周围的血管系统。由于肝周围血管系统的阻力相对较小，血液逆流到这些血管中，进而到达肺循环，从而导致肺内血管扩张；其次，肝病导致的肝性肺动脉高压症也会导致肺内血管扩张；此外，在慢性肝病的进程中，由于肝脏功能受损，肝脏不能有效清除体内的毒素和代谢产物，这些毒素和代谢产物可以刺激肺循环系统，引起肺内血管收缩不良和肺内血管扩张；最后，肝病还会导致肝素样物质释放增多，促进肺内血管扩张。De等报道了29例布-加综合征患者中肺内血管扩张发生率为59%，肝肺综合征发生率为28%。本项研究中肺内血管扩张的发生率（56.0%）与De等的报道相似，而肝肺综合征的发生率（44.0%）更高[9]。这很可能是由于患者群体的差异，但也可能是由于使用的诊断标准的差异。De等使用了更严格的标准来定义动脉氧合缺陷[即 $P(A-a)O_2 > 20mmHg$ 或 $PaO_2 < 70mmHg$]，这导致出现了比本项研究更低的肝肺综合征发生率。相比之下，本项研究采用了临床实践指南认可的更宽松的标准[4, 13, 14]。

　　在本项研究中，肝肺综合征患者在门静脉减压后1个月 $P(A-a)O_2$ 和 PaO_2 均有改善。De等报道，在球囊血管成形术后8周，87%的布-加综合征和肝肺综合征患者的 $P(A-a)O_2$ 和 PaO_2 也有改善[9]。门静脉减压改善动脉氧合的机制尚不清楚。著者认为这不太可能是由于门静脉高压的其他主要并发症（如腹腔积液和静脉曲张出血）得到解决而出现的氧合功能改善，因为在没有肝肺综合征的患者中门静脉减压后的 $P(A-a)O_2$ 和 PaO_2 仍与基线相当。一种可能的解释：通常情况下，门静脉高压和肝功能损害使血管扩张导致血管床扩大，从而增加了灌注量。由于微血管的闭合而肺泡通气受限制，从而通气和灌注不匹配，这种不匹配常表现为肺血流分布不均匀，而血管成形术和TIPS后增加的心输出量改善了通气-血流灌注不匹配，这可能使更多的血液流向血管扩张通常不那么严重的上肺[20]，从而提高了上肺的氧合能力。然而这种可能的机制仍需要通过进一步的临床和实验研究进行验证。

　　有部分个案报道描述了肝移植术后肝肺综合征复发的情况[25, 26]。在1例个案报道中，复发的原因最终被确定为肝静脉流出道梗阻，这例肝肺综合征的复发在球囊血管成形术后实现了逆转[26]。然而在门静脉减压3个月后，尽管没有出现再梗阻或分流道功能障碍，P(A-a)O$_2$ 和 PaO$_2$ 又恢复到基线水平。在肝硬化或特发性门静脉高压合并肝肺综合征行 TIPS 的患者中也观察到了类似的现象[11]。最合理的原因可能是患者逐渐适应了流向心脏的血流的增加，心脏输出量逐步减少[28]。

本项研究有一定的局限性。首先，研究样本量不大，患者可能存在的个体差异和疾病严重程度的差异可能会对结果有一定的影响。其次，由于采用的是单中心研究设计，因此需要在多中心开展更广泛的研究以确保结果的可靠性和可推广性。此外，研究人员在诊断肝肺综合征时采用的是基于 PaO$_2$ 的标准，但该标准可能会存在某些误差。最后，研究人员对肺内血管扩张程度的评估是在手术前后进行的，这可能会导致肺内血管扩张程度的变化被低估。因此，需要进一步的研究来验证介入治疗技术对布-加综合征合并肝肺综合征患者的发病率和死亡率的影响，以确定其治疗作用。此外，由于样本量小且缺乏对照组，研究结果需要在更大规模的研究中得到验证，并进一步探索最佳策略。

3.3.5 小结

本项研究结果表明门静脉减压术对于布-加综合征合并肝肺综合征患者动脉氧合缺陷的改善是一过性的，不能作为长期的治疗方法。然而，对于晚期肝肺综合征合并布-加综合征患者，门静脉减压术可能是等待肝移植的临时性桥接治疗。

3.4 肝癌合并肝肺综合征的经颈静脉肝内门体分流术治疗

3.4.1 引言

肝癌是世界上第五大常见恶性肿瘤和第二大癌症相关死亡原因[49]。2020 年，全球有 90.57 万人被诊断患有肝癌，83.02 万人死于肝癌。在 46 个国家中，肝癌是癌症死亡的前三大原因之一；到 2040 年，新的肝癌病例和死亡人数可能会增加 55%以上。由于肝源的限制，在现有条件下只有 15%～20%的患者可以选择根治性治疗方案，即肝移植（LT）、手术切除和经皮肝消融[50, 51]。肝动脉化疗栓塞术（TACE）是目前不能切除的肝癌的应用最广泛的一种姑息治疗方案。肝动脉化疗栓塞术在控制疾病进展方面是有效的，因为肝癌的血供主要来自肝动脉[52-54]。肝癌常伴有肝硬化，因此肝癌患者常合并有肝功能异常，以及腹腔积液、静脉曲张出血和肝性脑病等并发症，这对肝癌的预后和治疗结果产生严重的负面影响[55]。

肝肺综合征（HPS）是肝脏疾病和（或）门静脉高压的常见肺部并发症[56]。

肝肺综合征主要见于肝硬化患者，在评估进行肝移植或 TIPS 的患者中，肝肺综合征的患病率为 4%～32%，并对肝硬化患者的预后产生负面影响。肝移植是肝肺综合征最有效的治疗方法，肝肺综合征患者有资格申请和获得额外的肝移植排队积分[3]。肝肺综合征在无法切除的肝癌患者中也有报道，但肝肺综合征在该人群中的患病率和预后影响尚不清楚[57]。因此，在接受经皮肝动脉化疗栓塞术治疗的不能切除的肝癌患者中是否有必要进行肝肺综合征筛查和治疗仍不清楚。本项研究的目的是评估接受经皮肝动脉化疗栓塞术治疗的不能切除的肝癌患者中肝肺综合征的患病率和预后。

3.4.2　材料与方法

本项前瞻性队列研究获得了四川大学华西医院机构审查委员会的批准（伦理批准号：2014-249），所有患者均提供了书面知情同意。所有在 2014 年 12 月至 2015 年 12 月期间在四川大学华西医院接受经皮肝动脉化疗栓塞术的不可切除的肝癌患者都符合纳入本项研究的条件，并进行了肝肺综合征筛查。肝癌的诊断是基于指南并通过增强影像及必要时的组织学检查来确定的。

1. 肝肺综合征的诊断标准

参见第 2 章 2.1.2 中肝肺综合征的诊断标准相关内容。

2. 纳入标准

（1）年龄≥18 周岁，性别不限；
（2）拟接受经皮肝动脉化疗栓塞术的不可切除的肝细胞癌患者；
（3）完成了肝肺综合征相关的必要影像及实验室检查。

3. 排除标准

（1）严重肺动脉高压，肺动脉主干压力≥35mmHg；
（2）存在内源性心肺疾病（QT 间期＞RR 间期 50%；肺动脉收缩压＞35mmHg；FEV_1 占用力肺活量的百分比小于 70%，FEV_1/FVC＜70%）；
（3）对造影剂过敏；
（4）无法根据增强超声心动图判断是否存在肝肺综合征的患者；
（5）不稳定性心律失常、心功能不全；
（6）主动脉瓣小于 0.5cm^2；
（7）持续性胸痛伴 ST 段下降超 0.3mV、发作中的心肌梗死；

（8）主动脉狭窄、肺动脉瓣或三尖瓣狭窄和肺动脉严重畸形；

（9）急性肾功能不全；

（10）6个月以内进行手术或有外伤；

（11）存在活动性感染征象；

（12）妊娠妇女；

（13）存在其他已知的肿瘤；

（14）既往行TIPS或外科分流术；

（15）不愿参与研究及签署知情同意书。

4. 数据采集

（1）常规数据：①性别、年龄；②是否有蜘蛛痣、肝掌、杵状指、发绀、呼吸困难；③病因分类；④食管胃底静脉曲张出血、腹腔积液、肝性脑病、门静脉血栓、门静脉海绵样变等主要并发症；⑤血常规、肝肾功能检查、大便隐血试验、凝血检查等；⑥肿瘤反应情况，如完全缓解率、部分缓解率、无进展生存时间（即从进入研究到疾病进展、任何原因死亡、患者失去或被拒绝随访的间隔，最长为2年或直到研究结束）等[58, 59]。

（2）次要数据：参见第2章2.1.2中数据采集相关内容。

（3）随访：计划每4～12周进行一次随访，直到死亡，最多2年或直到研究结束（2017年6月）。每次随访时均行增强CT或磁共振成像，根据实体瘤疗效评价标准中改进的反应评估标准评价肿瘤反应（即总反应最佳）。如果随访时发现残留或新的肿瘤组织，则每4～8周重复一次经皮肝动脉化疗栓塞术。

（4）增强超声心动图：参见第2章2.1.2数据采集中增强超声心动图的诊断技术相关内容。

5. 肝动脉化疗栓塞术

患者在局部麻醉下，进入右侧股动脉，使用5-Fr Rösch肝导管对肠系膜上动脉和肝总动脉进行血管造影。3-Fr微导管同轴置入肝固有动脉、叶动脉、节段或亚段肝动脉，经微导管注入5-氟尿嘧啶20～50mg，持续10～15分钟。随后，将20～40mg阿霉素按1∶1的比例混合在碘化油乳剂（碘化油）中，然后用明胶海绵进行栓塞，直到动脉血流停滞或接近停滞。入路部位的止血通过手动按压实现。

6. 统计学方法

相关软件、统计标准、数据分析：参见第2章2.1.2中统计学方法相关内容。

3.4.3 结果

1. 一般情况

共 60 名拟接受经皮肝动脉化疗栓塞术治疗的肝癌患者符合纳入本项研究的条件（图 3-6）。这些患者中有 6 名因既往接受过 TIPS（$n=2$）、中途停止治疗（$n=1$）、超声心动图显示不清（$n=1$）和存在心内分流（$n=2$）而被排除在研究之外。其余 54 名患者被纳入研究并进行了肝肺综合征诊断性检查。在这些患者中，31 例（57.4%）增强超声心动图结果为阳性。在这些患者中，19 例（61.3%）P(A-a)O$_2$ 升高，这些患者被认为患有肝肺综合征，其中 1 例（5.3%）为重度肝肺综合征，9 例（47.4%）为中度肝肺综合征，9 例（47.4%）为轻度肝肺综合征。因此，在本项研究肝细胞癌人群中肝肺综合征患病率为 35.2%（19/54）。

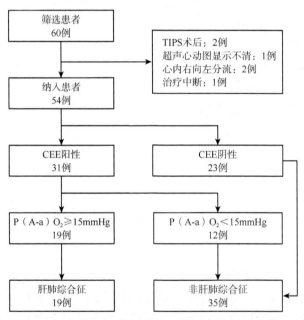

图 3-6　患者选择和肝肺综合征筛查过程的流程图[56]

人口学特征、肝病病因、肝硬化状况、Child-Pugh 分级、表现状况、肿瘤特征和既往治疗史在肝肺综合征和非肝肺综合征的患者中没有显著差异（$P \geq 0.050$）（表 3-7）。肝肺综合征组呼吸困难发生率显著高于非肝肺综合征组[42.1%（8/19）*vs.* 11.4%（4/35）；$P=0.010$]。然而，在肝肺综合征和非肝肺综合征患者中，出现发绀的患者数[15.8%（3/19）*vs.* 5.7%（2/35）；$P=0.332$]和杵状指的患者数[10.5%（2/19）*vs.* 5.7%（2/35）；$P=0.607$]均无明显统计学差异。肝肺综合征患者蜘蛛痣的发生率显著高于非肝肺综合征患者[42.1%（8/19）*vs.*11.4%（4/35）；*P*=0.010]。

表 3-7 患者的基本特征与比较

特征	肝肺综合征 （*n*=19）	非肝肺综合征 （*n*=35）	*P*
年龄（岁）	59.6±12.1	55.8±8.6	0.181
男性	16（84.2）	32（91.4）	0.653
肝病病因			
乙肝病毒感染	18（94.7）	31（88.6）	0.390
丙肝病毒感染	0（0）	1（2.9）	
乙肝病毒感染和酗酒	1（5.3）	0（0）	
其他	0（0）	3（8.6）	
肝硬化	9（47.4）	10（28.6）	0.167
Child-Pugh 分级			0.232
A 级	12（63.2）	28（80.0）	
B 级	4（21.1）	6（17.1）	
C 级	3（15.8）	1（2.9）	
ECOG 一般状态评分			0.687
0 分	16（84.2）	32（88.6）	
1 分	3（15.8）	4（11.4）	
腹腔积液	5（26.3）	4（11.4）	0.251
胸腔积液	4（21.1）	1（2.9）	0.050
曲张静脉出血	2（10.5）	8（22.9）	0.465
肝性脑病病史	1（5.3）	2（5.7）	0.607
既往根治性治疗史			＞0.999
肝移植	0（0）	0（0）	
外科切除	3（15.8）	6（17.1）	
经皮消融治疗	0（0）	1（2.9）	
既往 TACE 治疗次数			0.151
1	5（26.3）	3（17.1）	
2	5（26.3）	4（11.4）	
≥3	5（26.3）	7（20.0）	
肿瘤最大径（厘米）	7.0±4.5	5.3±3.7	0.227
多发肿瘤	8（42.1）	15（42.9）	0.957
左右叶肿瘤	5（25.7）	9（26.3）	＞0.999

续表

特征	肝肺综合征 （n=19）	非肝肺综合征 （n=35）	P
大血管侵犯	7（36.8）	7（20.0）	0.206
肝外播散	0（0）	0（0）	>0.999
甲胎蛋白≥400ng/ml	6（31.6）	10（28.6）	0.817
吸烟者	4（21.1）	9（25.7）	>0.999
呼吸困难	8（42.1）	4（11.4）	0.016
发绀	3（15.8）	2（5.7）	0.332
杵状指	2（10.5）	2（5.7）	0.607
蜘蛛痣	8（42.1）	4（11.4）	0.010
SaO_2（%）	95.4±2.5	96.8±1.7	0.019
动脉血气分析			
P(A-a)O_2（mmHg）	26.1±9.3	15.5±11.6	0.001
PaO_2（mmHg）	76.8±10.0	85.0±12.0	0.015
$PaCO_2$（mmHg）	37.4±4.1	39.4±4.2	0.104
肺功能检查			
TLC（占预测值百分比）	96.4±12.8	94.4±12.1	0.600
FEV_1（占预测值百分比）	89.0±17.6	76.5±37.8	0.104
FVC（占预测值百分比）	90.3±15.6	93.7±14.2	0.447
FEV_1/FVC（占预测值百分比）	79.8±12.0	79.2±7.8	0.825
DLCO（占预测值百分比）	83.3±14.2	93.1±15.2	0.032

注：部分数据以平均值±标准差或数量（百分比，%）表示。P(A-a)O_2，肺泡-动脉氧分压差；DLCO，一氧化碳弥散量；ECOG，欧洲合作肿瘤组；FEV_1，第1秒用力呼气量；FVC，用力肺活量；$PaCO_2$，动脉血二氧化碳分压；PaO_2，动脉血氧分压；SaO_2，动脉血氧饱和度；TACE，经导管动脉化疗栓塞术；TLC，总肺活量。

2. 结果分析

与非肝肺综合征组比较，肝肺综合征组 P(A-a)O_2[（26.1±9.3）mmHg *vs.*（15.5±11.6）mmHg；P=0.001]显著升高，动脉血氧饱和度（95.4%±2.5% *vs.* 96.8%±1.7%；P=0.019）和 PaO_2[（76.8±10.0）mmHg *vs.*（85.0±12.0）mmHg；P=0.015]显著降低。而 $PaCO_2$ 在肝肺综合征组与非肝肺综合征组之间差异无统计学意义[（37.4±4.1）mmHg *vs.*（39.4±4.2）mmHg；P=0.104]。此外，DLCO 是肝肺综合征患者与非肝肺综合征患者之间有显著差异的肺功能检查结果（83.3%±14.2% *vs.* 93.1%±15.2%；P=0.032）。

肝肺综合征患者和非肝肺综合征患者从被诊断为肝癌到进入研究阶段的中位间隔时间无显著差异[8.5（95% CI，3.2~13.8）个月对3.9（95% CI，0~9.9）个月；P=0.613]。在研究期间，共对患者进行了172次经皮肝动脉化疗栓塞术治疗，两组患者之间没有显著差异[（3.1±1.5）次/例，（3.3±1.6）次/例；P=0.549]。根据介入放射学会的临床实践指南标准，没有观察到任何患者出现重大并发症。5例（9.3%）患者分别在3.3个月、2.5个月、3.8个月、5.2个月和5.3个月后失访或拒绝随访，其中1例为肝肺综合征患者、4例为非肝肺综合征患者。中位随访期分别为10.1（95% CI，3.9~16.3）个月和15.1（95% CI，7.3~22.9）个月，两组间差异无统计学意义（P=0.100）。

肝肺综合征组和非肝肺综合征组的肿瘤反应率无显著性差异（P=0.748）。肝肺综合征组完全缓解（CR）2例（10.5%）、部分缓解（PR）8例（42.1%）、稳定（SD）1例（5.3%）、进展（PD）8例（42.1%）。对于非肝肺综合征的患者，CR、PR、SD和PD分别为7例（20.0%）、15例（42.9%）、1例（2.9%）和12例（17.1%）。在PD患者中，18例在6个月评估前死亡，其中包括19例肝肺综合征患者中的6例（31.6%），35例非肝肺综合征患者中的12例（34.3%）。肝肺综合征组与非肝肺综合征组6个月总有效率（CR或PR）分别为53.8%（7/13）和78.3%（18/23），差异无统计学意义（P=0.153）。

共有32例患者（59.3%）在研究期间死亡，主要原因是疾病进展[87.5%（28/32）]，而肝肺综合征组和非肝肺综合征组的患者间死亡率没有显著差异[73.7%（14/19）vs. 51.4%（18/35）；P=0.112]。肝肺综合征组患者的中位总生存期（OS）为10.1个月（95%CI，3.9~16.3个月），非肝肺综合征组患者为15.1个月（95%CI，7.3~22.9个月），差异无统计学意义（P=0.100）（图3-7）。中位无进展生存期（PFS）在两组患者之间也没有显著差异[5.2（95%CI，0~12.8）个月对8.4（95%CI，3.6~13.1）个月；P=0.537]（图3-8）。

3.4.4　讨论

巴塞罗那肝癌分期系统是目前最常用的肝癌分期方法，它将肝癌分为5个不同的阶段（0到D期），并为每个阶段提供了相应的治疗策略。0期即极早期肝癌，基础状况好，单个肿瘤≤2cm，胆红素正常，无门静脉高压，手术切除是早期肝癌患者首选的治疗方法，另一种治疗选择是消融治疗，消融治疗是指使用诸如乙醇注入肿瘤（经皮乙醇注射）或使用射频、微波之类的热能技术、冷消融破坏肿瘤。适合肿瘤较小且数量有限的患者，同样适用于后面提到的部分A期肝癌患者。上述消融技术中最常见的是射频消融或微波消融。射频消融利用高频电流产生的热能来加热和摧毁肿瘤组织；微波消融则利用微波能量来产生热能，从而破坏肿瘤细胞。消融治疗常通过经皮途径进行，即通过皮肤小创口将消融探头引导到肝脏内。在影像引导下，消融探头准确放置在肿瘤组织中。然后，通过探头释放的热能或微波能量，将肿瘤组织加热或冷冻，达到摧毁肿瘤的目的。消融治疗适用于早期肝癌、局限性肝转移瘤或无法手术切除的肝脏肿瘤。通常，肿瘤的大小、数量和位置都是考虑是否适合消融治疗的因素。消融治疗具有一些优势：首先，它是一种局部治疗方法，可针对特定的肿瘤进行治疗，对正常肝组织的损伤较小；

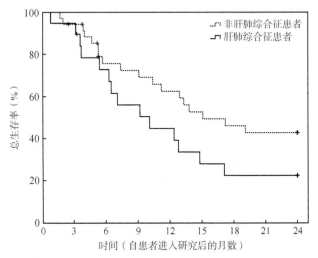

图 3-7　Kaplan-Meier 曲线显示根据肝肺综合征状态的总生存率[56]

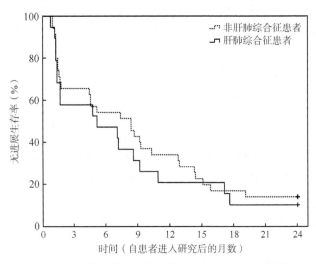

图 3-8　患者无进展生存期的 Kaplan-Meier 曲线[56]

其次，消融治疗可通过多次消融重复进行，以达到更彻底的治疗效果；最后，消融治疗通常是微创的，患者术后恢复较快。

A 期即早期肝癌，包括单发肿瘤或 3 颗以内的肿瘤且每颗大小均不超过 3cm，一般状况好，肝功能分级为 A 级或 B 级，其中单发肝癌可采用手术切除的方法，对于仅限于肝脏且无法手术的病灶，可以选择进行肝移植作为治疗方案。肝移植的优势在于，它不仅可以治疗癌症，还可以治疗其他潜在的肝脏疾病，如肝硬化。然而，缺点也是显而易见的，由于肝脏供体的数量有限，医师会筛选出在移植后具有最佳预期生存率和最低复发风险的患者。例如，移植候选者应满足一系列严格的标准，如肝结节的大小不超过 5cm，或者两三个结节且每个结节的大小不超过 3cm。

对于多发肝癌，其中任何一颗肿瘤大小大于 3cm，且无远处转移或血管侵犯，一般状况好，肝功能分级为 A 级或 B 级，归类为 B 期即中期肝癌，可采用肝动脉化疗栓塞的介入治疗手段进行治疗，由于肝癌的发展需要大量的血液供应，肝癌的血液供应主要通过肝动脉提供，在经动脉化学栓塞的治疗过程中，将化疗药物注入提供癌症营养的肝动脉分支中，使化疗药物可以集中在该区域；另外，肝动脉被栓塞可以减少向病灶的血液供应并进一步阻止其生长；这种方式无法治愈肿瘤，但可以提高生存率。通常，患者门静脉（肝脏的其他主要血液供应）有足够的血流量，才能接受 TACE 治疗。

对于存在血管侵犯或转移的巴塞罗那分期 C 期肝癌患者，主要采用单纯靶向或靶向免疫联合治疗，常用药物包括索拉非尼、仑伐替尼、瑞戈非尼、卡博替尼、雷莫芦单抗、帕博丽珠单抗、阿替丽珠单抗、贝伐单抗等，其中阿替丽珠单抗联合贝伐单抗的治疗方案已成为 C 期肝癌患者的一线治疗手段。此方案要求患者为 Child-Pugh 分级 A 级并且 ECOG 表现状态评分为 0~1 分，大多数晚期肝癌患者可以在预处理食管静脉曲张后，选择阿替丽珠单抗和贝伐单抗的联合治疗。该策略是基于对Ⅲ期 IMbrave150 随机临床试验的中期分析结果得出的，该结果显示阿替丽珠单抗和贝伐单抗的联合治疗在一线治疗中优于索拉非尼。对于大多数肝癌患者来说，这是目前的首选治疗方案。虽然索拉非尼仍然是一个合理的选择，但在没有禁忌证的情况下，阿替丽珠单抗和贝伐单抗的联合治疗在随机Ⅲ期临床研究中显示出更好的疗效数据。在治疗 12 个月时，使用阿替丽珠单抗和贝伐单抗的患者的总生存率为 67.2%（95%CI，61.3%~73.1%），而使用索拉非尼的患者为 54.6%（95%CI，45.2%~64.0%）。阿替丽珠单抗和贝伐单抗的联合治疗相较于现有的治疗方法，具有 40% 的改善，其生存风险比为 0.58。尽管总生存时间令人鼓舞，但阿替丽珠单抗和贝伐单抗的联合治疗也存在出血并发症的风险，因此该策略对门静脉高压的控制要求更高。

对于 D 期（终末期）肝癌患者，治疗的目标主要是缓解症状、提高生活质量和延长生存时间，常见的治疗选择包括支持性治疗，如对疼痛、恶心、呕吐等症状的控制，以提高患者的舒适度。镇痛药物、抗呕吐药物和其他支持性药物可用于缓解症状。神经内科支持：由于肝癌可能会对大脑功能产生影响，患者可能需要神经内科医生提供支持和治疗，以处理认知问题、运动障碍或其他神经症状。营养支持：D 期肝癌患者常常面临营养不良的问题。可咨询营养师制订个性化的饮食计划，确保患者摄入足够的营养物质，以维持体力和免疫功能。心理社会支持：D 期肝癌患者及其家人可能面临心理和情绪上的挑战，心理咨询师或社工人员可以提供情感支持和帮助以应对困难情绪。家庭护理：由于肝癌治疗需要频繁的医疗随访，家庭护理团队可以为患者提供家庭护理服务，包括医疗监测、药物管理和日常生活援助。临终关怀：对于 D 期肝癌患者，提供临终关怀是至关重要的，包括疼痛管理、舒适护理和尊重患者及家属的意愿，以确保他们在生命最后阶段得到尊重和关怀。肝肺综合征作为门静脉高压的重要并发症之一，在肝癌患者治疗策略中的作用主要体现在对早期肝癌患者肝移植的优先级加分，而在中晚期肝癌患者中肝肺综合征的作用、地位和影响尚不得而知。

根据现有文献可知，肝硬化患者中肝肺综合征的患病率为 3%～32%，肝肺综合征患者的死亡风险是非肝肺综合征患者的 2 倍。因此，肝肺综合征患者比非肝肺综合征患者有资格在移植等待名单上获得更高的优先权[60]。然而，在不能切除的肝癌患者中，肝肺综合征的患病率和预后影响尚不清楚，因此，在这一人群中是否有必要开展肝肺综合征筛查和治疗仍不清楚。本项研究对 54 例接受经皮肝动脉化疗栓塞术治疗的肝癌患者进行了肝肺综合征的筛查，并对患者进行了长达 2 年的随访，直到研究结束（2017 年 6 月），研究发现：肝肺综合征的患病率为 35.2%（19/54），中位生存期[10.1（95%CI，3.9～16.3）个月 vs. 15.1（95%CI，7.3～22.9）个月]和中位无进展生存期[5.2（95%CI，0～12.8）个月 vs. 8.4（95%CI，3.6～13.1）个月]在肝肺综合征和非肝肺综合征患者之间差异无统计学意义（P=0.100 和 P=0.537）。

在本项研究中，增强超声心动图在 57.4%（31/54）的患者中检测到肺内血管扩张，其中 61.3%（19/31）的患者符合肝肺综合征临床实践指南提供的诊断标准[12, 46]。既往研究结果显示，接受肝移植或 TIPS 治疗的肝硬化患者中，有 50%～60%在增强超声心动图检查中可发现肺内血管扩张；而结合 P(A-a)O_2 或 PaO_2 后，其中 27%～94%的患者可满足肝肺综合征的诊断标准，可得出肝肺综合征在该人群中的患病率为 12%～32%。从以上数据中得出，在接受肝移植或 TIPS 治疗的肝硬化患者和接受经皮肝动脉化疗栓塞术治疗的肝癌患者之间，肝肺综合征的发生率是相当的。然而，值得注意的是，本项研究中的大多数患者[94.7%（18/19）]只有轻度到中度的肝肺综合征，这也解释了许多患者没有明显呼吸系统症状的原因。同样，而根据著者所在团队最近的另外两项前瞻性研究数据可知，包括接受 TIPS 或球囊血管成形术的肝硬化和布-加综合征患者，只在 0～8%的患者中观察到严重到非常严重的肝肺综合征[31, 45, 61]，表明虽然肝肺综合征常见，但大多数病例的严重程度为轻到中度，绝大部分患者并没有明显的症状。

肝肺综合征可严重影响肝硬化患者的预后，但对肝癌患者的影响似乎并不显著。Swanson等发现有肝肺综合征的肝硬化患者的中位生存期约为25个月，五年生存率为23%，而无肝肺综合征的肝硬化患者的中位生存期为87个月，五年生存率为63%[62]。此外，死亡率主要与肝功能障碍和（或）门静脉高压的主要并发症有关，而不是与主要的呼吸事件有关。然而肝硬化患者中的这些发现难以推广到不能切除的肝癌患者中，因为后者的生存期要短得多，而疾病进展导致死亡的风险更高。此外，87.5%（28/32）的患者停药的原因是疾病进展，而不是肝功能障碍和（或）门静脉高压的主要并发症。这些发现表明，肝肺综合征对接受经皮肝动脉化疗栓塞术治疗的不能切除的肝癌患者的预后可能没有影响，因此，在这一人群中，肝肺综合征的筛查和治疗可能是不必要的。然而对于严重和非常严重的肝肺综合征，筛查（如脉搏血氧仪）和治疗（如氧疗）是有必要的[2, 61]，其原因之一是肝肺综合征的死亡率与低氧血症的严重程度有关[60, 62]，而肝肺综合征可能会使患者的功能状态和生活质量恶化。

本项研究有一定的局限性：首先，研究样本量较小，而且患者异质性较明显；其次，纳入部分合并慢性肺部疾病的患者可能高估了肝肺综合征的患病率。然而，慢性肺部合并症并不排除肝肺综合征的诊断，既往文献中同样在大约1/3的肝肺综合征患者中可发现合并此类疾病[12, 46]；再次，在研究后期没有重新评估肝肺综合征的状态，以确认进组后患者肝肺综合征的变化，尽管肝肺综合征很少自发消失，但并不能完全否定这一情况的可能[36, 62]；最后，研究中大多数患者只有轻到中度的肝肺综合征，因此结果可能难以推广到那些重度和非常严重的肝肺综合征患者。

3.4.5 小结

综上所述，肝肺综合征在接受经皮肝动脉化疗栓塞术治疗的不能切除的肝癌患者中很常见，但大多数肝肺综合征病例的严重程度是轻到中度，因此，大多数患者没有症状或只有轻微的症状。此外，对于接受经皮肝动脉化疗栓塞术治疗的不能切除的肝癌患者，肝肺综合征对总生存期或无进展生存期等预后指标似乎都没有影响。因此，对于接受经皮肝动脉化疗栓塞术治疗的肝癌患者，肝肺综合征的筛查和治疗可能是不必要的，也许应该考虑只对那些严重和非常严重的肝肺综合征患者进行筛查和治疗。

参 考 文 献

[1] Machicao VI, Balakrishnan M, Fallon MB. Pulmonary complications in chronic liver disease.

Hepatology, 2014, 59: 1627-1637.

[2] Fallon MB, Krowka MJ, Brown RS, et al. Impact of hepatopulmonary syndrome on quality of life and survival in liver transplant candidates. Gastroenterology, 2008, 135: 1168-1175.

[3] Schenk P, Fuhrmann V, Madl C, et al. Hepatopulmonary syndrome: prevalence and predictive value of various cut offs for arterial oxygenation and their clinical consequences. Gut, 2002, 51: 853-859.

[4] Iyer VN, Swanson KL, Cartin-Ceba R, et al. Hepatopulmonary syndrome: favorable outcomes in the MELD exception era. Hepatology, 2013, 57: 2427-2435.

[5] Zhao X, Kotha S, Nayyar D, et al. Physiologic changes in the hepatopulmonary syndrome before and after liver transplant: a longitudinal and predictor analysis. Hepatology, 2024, 79 (3): 636-649.

[6] Krowka MJ, Mandell MS, Ramsay MA, et al. Hepatopulmonary syndrome and portopulmonary hypertension: a report of the multicenter liver transplant database. Liver Transpl, 2004, 10: 174-182.

[7] Schiffer E, Majno P, Mentha G, et al. Hepatopulmonary syndrome increases the postoperative mortality rate following liver transplantation: a prospective study in 90 patients. Am J Transplant, 2006, 6: 1430-1437.

[8] Gupta D, Vijaya DR, Gupta R, et al. Prevalence of hepatopulmonary syndrome in cirrhosis and extrahepatic portal venous obstruction. Am J Gastroenterol, 2001, 96: 3395-3399.

[9] De BK, Sen S, Biswas PK, et al. Occurrence of hepatopulmonary syndrome in Budd-Chiari syndrome and the role of venous decompression. Gastroenterology, 2002, 122: 897-903.

[10] Boyer TD, Haskal ZJ, American Association for the Study of Liver Disease. The role of transjugular intrahepatic portosystemic shunt (TIPS) in the management of portal hypertension: update 2009. Hepatology, 2010, 51: 306.

[11] Tsauo J, Weng N, Ma H, et al. Role of transjugular intrahepatic portosystemic shunts in the management of hepatopulmonary syndrome: a systemic literature review. J Vasc Interv Radiol, 2015, 26: 1266-1271.

[12] Rodriguez-Roisin R, Krowka MJ. Hepatopulmonary syndrome—a liver-induced lung vascular disorder. N Engl J Med, 2008, 358: 2378-2387.

[13] Rodriquez-Roisin R, Krowka MJ, Herve P, et al. Highlights of the ERS Task Force on pulmonary-hepatic vascular disorders (PHD). J Hepatol, 2005, 42: 924-927.

[14] Allgaier HP, Haag K, Ochs A, et al. Hepato-pulmonary syndrome: successful treatment by transjugular intrahepatic portosystemic stent-shunt (TIPS). J Hepatol, 1995, 23: 102.

[15] Riegler JL, Lang KA, Johnson SP, et al. Transjugular intra-hepatic portosystemic shunt improves oxygenation in hepatopulmonary syndrome. Gastroenterology, 1995, 109: 978-983.

[16] Corley DA, Scharschmidt B, Bass N, et al. Lack of efficacy of TIPS for hepatopulmonary syndrome. Gastroenterology, 1997, 113: 728-730.

[17] Selim KM, Akriviadis EA, Zuckerman E, et al. Transjugular intrahepatic portosystemic shunt:

a successful treatment for hepatopulmonary syndrome. Am J Gastroenterol, 1998, 93: 455-458.

[18] Lasch HM, Fried MW, Zacks SL, et al. Use of transjugular intrahepatic portosystemic shunt as a bridge to liver transplantation in a patient with severe hepatopulmonary syndrome. Liver Transpl, 2001, 7: 147-149.

[19] Chevallier P, Novelli L, Motamedi JP, et al. Hepatopulmonary syndrome successfully treated with transjugular intrahepatic portosystemic shunt: a three-year follow-up. J Vasc Interv Radiol, 2004, 15: 647-648.

[20] Martinez-Palli G, Drake BB, Garcia-Pagan JC, et al. Effect of transjugular intrahepatic portosystemic shunt on pulmonary gas exchange in patients with portal hypertension and hepatopulmonary syndrome. World J Gastroenterol, 2005, 11: 6858-6862.

[21] Benitez C, Arrese M, Jorquera J, et al. Successful treatment of severe hepatopulmonary syndrome with a sequential use of TIPS placement and liver transplantation. Ann Hepatol, 2009, 8: 71-74.

[22] Wallace MC, James AL, Marshall M, et al. Resolution of severe hepato-pulmonary syndrome following transjugular portosystemic shunt procedure. BMJ case reports, 2012, bcr0220125811.

[23] Nistal MW, Pace A, Klose H, et al. Hepatopulmonary syndrome caused by sarcoidosis of the liver treated with transjugular intrahepatic portosystemic shunt. Thorax, 2013, 68: 889-890.

[24] Paramesh AS, Husain SZ, Shneider B, et al. Improvement of hepatopulmonary syndrome after transjugular intrahepatic portasystemic shunting: case report and review of literature. Pediatr Transplant, 2003, 7: 157-162.

[25] Krowka MJ, Wiseman GA, Steers JL, et al. Late recurrence and rapid evolution of severe hepatopulmonary syndrome after liver transplantation. Liver Transpl Surg, 1999, 5: 451-453.

[26] Casey S, Schelleman A, Angus P. Recurrence of hepatopulmonary syndrome post-orthotopic liver transplantation in a patient with non-cirrhotic portal hypertension. Hepatology, 2013, 58: 2205-2206.

[27] Colle I, Geerts AM, Van Steenkiste C, et al. Hemodynamic changes in splanchnic blood vessels in portal hypertension. Anat Rec (Hoboken), 2008, 291: 699-713.

[28] Colombato LA, Spahr L, Martinet JP, et al. Haemodynamic adaptation two months after transjugular intrahepatic portosystemic shunt (TIPS) in cirrhotic patients. Gut, 1996, 39: 600-604.

[29] Benten D, Wiesch JS, Sydow K, et al. The transhepatic endotoxin gradient is present despite liver cirrhosis and is attenuated after transjugular portosystemic shunt (TIPS). BMC Gastroenterol, 2011, 11: 107.

[30] Jalan R, Damink SWM, Steege JC, et al. Acute endotoxemia following transjugular intrahepatic stent-shunt insertion is associated with systemic and cerebral vasodilatation with increased whole body nitric oxide production in critically ill cirrhotic patients. J Hepatol, 2011, 54 (2): 265-271.

[31] Tsauo J, Zhao H, Zhang X, et al. Effect of Transjugular intrahepatic portosystemic shunt

creation on pulmonary gas exchange in patients with hepatopulmonary syndrome: a prospective study. Journal of Vascular and Interventional Radiology, 2019, 30（2）: 170-177.

[32] Kaymakoglu S, Kahraman T, Kudat H, et al. Hepatopulmonary syndrome in noncirrhotic portal hypertensive patients. Dig Dis Sci, 2003, 48: 556-560.

[33] Abrams GA, Jaffe CC, Hoffer PB, et al. Diagnostic utility of contrast echocardiography and lung perfusion scan in patients with hepatopulmonary syndrome. Gastroenterology, 1995, 109: 1283-1288.

[34] Zhao H, Tsauo J, Ma HY, et al. The role of macroaggregated albumin lung perfusion scan in hepatopulmonary syndrome: are we ready to draw conclusions? Liver Int, 2015, 35: 1918-1919.

[35] Krowka MJ, Wiseman GA, Burnett OL, et al. Hepatopulmonary syndrome: a prospective study of relationships between severity of liver disease, PaO2 response to 100% oxygen, and brain uptake after ^{99m}Tc MAA lung scanning. Chest, 2000, 118（3）: 615-624.

[36] Kochar R, Tanikella R, Fallon MB. Serial pulse oximetry in hepatopulmonary syndrome. Digestive Diseases and Sciences, 2011, 56（6）: 1862-1868.

[37] Luo X, Nie L, Tsauo J, et al. Parallel shunt for the treatment of transjugular intrahepatic portosystemic shunt dysfunction. Korean J Radiol, 2013, 14: 423-429.

[38] Rabiller A, Nunes H, Lebrec D, et al. Prevention of gram-negative translocation reduces the severity of hepatopulmonary syndrome. Am J Respir Crit Care Med, 2002, 166: 514-517.

[39] Martinez GP, Barbera JA, Visa J, et al. Hepatopulmonary syndrome in candidates for liver transplantation. J Hepatol, 2001, 34: 651-657.

[40] Sasse SA, Chen PA, Mahutte CK. Variability of arterial blood gas values over time in stable medical ICU patients. Chest, 1994, 106: 187-193.

[41] Gupta S, Nayyar D, Pomier-Layrargues G. Variability of oxygenation in possible hepatopulmonary syndrome: effects of requiring two abnormal arterial blood gas results for diagnosis. Dig Dis Sci, 2015, 60: 1848-1855.

[42] Valla DC. Primary Budd-Chiari syndrome. J Hepatol, 2009, 50: 195-203.

[43] Menon KV, Shah V, Kamath PS. The Budd-Chiari syndrome. N Engl J Med, 2004, 350: 578-585.

[44] Janssen HL, Garcia-Pagan JC, Elias E, et al. Budd-Chiari syndrome: a review by an expert panel. J Hepatol, 2003, 38: 364-371.

[45] Tsauo J, Zhao H, Zhang X, et al. Changes in arterial oxygenation after portal decompression in Budd-Chiari syndrome patients with hepatopulmonary syndrome. Eur Radiol, 2019, 29（6）: 3273-3280.

[46] Rodríguez-Roisin R, Krowka MJ, Hervé P, et al. Pulmonary-hepatic vascular disorders（PHD）. Eur Respir J, 2004, 24: 861-880.

[47] Agarwal PD, Hughes PJ, Runo JR, et al. The clinical significance of intrapulmonary vascular dilations in liver transplant candidates. Clin Transplant, 2013, 27: 148-153.

[48] Maruyama H, Shiina S. Connection between HPS and ACLF: a solution of chaos? Hepatol Int,

2021, 15（5）：1049-1052.

[49] Heimbach JK, Kulik LM, Finn RS, et al. AASLD guidelines for the treatment of hepatocellular carcinoma. Hepatology, 2018, 67（1）：358-380.

[50] Georgiades CS, Hong K, D'Angelo M, et al. Safety and efficacy of transarterial chemoembolization in patients with unresectable hepatocellular carcinoma and portal vein thrombosis. Journal of Vascular and Interventional Radiology, 2005, 16（12）：1653-1659.

[51] Takayasu K, Arii S, Ikai I, et al. Prospective cohort study of transarterial chemoembolization for unresectable hepatocellular carcinoma in 8510 patients. Gastroenterology, 2006, 131（2）：461-469.

[52] Lo CM, Ngan H, Tso WK, et al. Randomized controlled trial of transarterial lipiodol chemoembolization for unresectable hepatocellular carcinoma. Hepatology, 2002, 35（5）：1164-1171.

[53] Llovet JM, Real MI, Montana X, et al. Arterial embolisation or chemoembolisation versus symptomatic treatment in patients with unresectable hepatocellular carcinoma: a randomised controlled trial. Lancet, 2002, 359（9319）：1734-1739.

[54] Llovet JM, Bruix J. Systematic review of randomized trials for unresectable hepatocellular carcinoma: Chemoembolization improves survival. Hepatology, 2003, 37（2）：429-442.

[55] Fattovich G, Stroffolini T, Zagni I, et al. Hepatocellular carcinoma in cirrhosis: incidence and risk factors. Gastroenterology, 2004, 127（5 Suppl 1）：S35-S50.

[56] Zhao H, Tsauo J, Zhang XW, et al. Prevalence and prognostic impact of hepatopulmonary syndrome in patients with unresectable hepatocellular carcinoma undergoing transarterial chemoembolization: a prospective cohort study. Chin Med J（Engl）, 2022, 135（17）：2043-2048.

[57] Soulaidopoulos S, Goulis I, Giannakoulas G, et al. Hepatopulmonary syndrome is associated with the presence of hepatocellular carcinoma in patients with decompensated cirrhosis. Annals of Gastroenterology, 2017, 30（2）：225-231.

[58] Lencioni R, Llovet JM. Modified RECIST（mRECIST）assessment for hepatocellular carcinoma. Seminars in Liver Disease, 2010, 30（1）：52-60.

[59] Sacks D, McClenny TE, Cardella JF, et al. Society of Interventional Radiology clinical practice guidelines. J Vasc Interv Radiol, 2003, 14（9 Pt 2）：S199-S202.

[60] Goldberg DS, Krok K, Batra S, et al. Impact of the hepatopulmonary syndrome MELD exception policy on outcomes of patients after liver transplantation: an analysis of the UNOS database. Gastroenterology, 2014, 146（5）：1256-1265.e1.

[61] Arguedas MR, Singh H, Faulk DK, et al. Utility of pulse oximetry screening for hepatopulmonary syndrome. Clinical Gastroenterology and Hepatology, 2007, 5（6）：749-754.

[62] Swanson KL, Wiesner RH, Krowka MJ. Natural history of hepatopulmonary syndrome: impact of liver transplantation. Hepatology, 2005, 41（5）：1122-1129.

4 肝肺综合征主要研究者及贡献

4.1 全球领域内主要研究者

为全面展示全球肝肺综合征研究领域内主要学者的研究，通过在 PubMed 数据库以"hepatopulmonary syndrome[Title]"为检索策略进行检索（检索时间：2023年4月19日），检索得到以肝肺综合征为主题的论文 772 篇，下载其作者列表，得出表 4-1。

表 4-1 肝肺综合征研究领域作者检索频率次序

次序	姓名	次序	姓名	次序	姓名
1	Fallon MB	20	Furuta Y	39	Li L
2	Krowka MJ	21	Sugahara M	40	Cook C
3	Kawut SM	22	Nakamura T	41	Liu Y
4	Savale L	23	Tominaga K	42	Li J
5	Robert F	24	Kijima Y	43	Jiang J
6	Boret M	25	Sayadi A	44	Li S
7	Subudhi PD	26	Duhaut L	45	Rodríguez-Roisin R
8	Gautam S	27	Coilly A	46	Zafar M
9	Mittal A	28	Alamri AM	47	Patel A
10	Bihari C	29	Alrabee HA	48	Ashraf M
11	Baweja S	30	Alghamdi AA	49	Tibble J
12	Kumari A	31	Alsaearei A	50	Bansal K
13	Negi P	32	DuBrock HM	51	Gore M
14	Thangariyal S	33	Forde K	52	Mittal S
15	Baird A	34	Krok K	53	Nassef NA
16	Gomes M	35	Patel M	54	Abd-El Hamid MS
17	Souza CA	36	Al-Naamani N	55	Abusikkien SA
18	Magner K	37	Lin G	56	Ahmed AI
19	Alvarez G	38	Oh JK	57	Mishra B

次序	姓名	次序	姓名	次序	姓名
58	Agarwal A	73	Ji L	88	Misra AC
59	Gupta A	74	Ji Z	89	Lim A
60	Garg A	75	Xiang D	90	Goldbeck C
61	Vishnu VY	76	Qin Y	91	Etesami K
62	Rajan R	77	Yang S	92	Kohli R
63	Singh MB	78	Singhai A	93	Emamaullee J
64	Bhatia R	79	Mallik M	94	Coggan J
65	P Srivastava MV	80	Jain P	95	Morin A
66	Zhao H	81	Zhang XY	96	Rao R
67	Tsauo J	82	Yuan K	97	Dadlani A
68	Zhang X	83	Fang YL	98	Eiswerth M
69	Ma H	84	Wang CL	99	Bosch A
70	Weng N	85	Raza MH	100	Sharpe T
71	Yang Z	86	Kwon Y		
72	Li X	87	Kobierski P		

通过表 4-1 可以发现，著者所在研究团队在肝肺综合征研究领域做出了一定的学术贡献，也是我国在肝肺综合征研究领域的主要研究者之一。需要注意的是，该检索策略并不完全，有可能遗漏部分以其他方式命名但主题为肝肺综合征的论文，因此所给出的作者列表仅为一种参考，不能完全准确反映学者的影响力。本章将结合著者对本领域内重要文献发表情况的了解，进一步介绍部分在肝肺综合征领域全球的知名学者及著者在肝肺综合征领域内的主要贡献，为读者了解肝肺综合征的全球研究概况提供一定基础。

4.2 肝肺综合征领域内知名学者及其主要贡献

4.2.1 Fallon MB

Fallon MB 是亚利桑那大学医学学院-凤凰城分校内科学系的主席和教授。Fallon教授是美国肝病学和胃肠道疾病领域的顶级专家，同时也是肝肺综合征领域内的权威学者。在近 30 年的时间里，他在内科领域积累了丰富的学术经验，曾担任多个著名的学术医疗中心的职务，包括在得克萨斯大学医学科学中心休斯敦分校担任胃肠病学部门主任和临床研究副主席，在阿拉巴马大学伯明翰分校担任胃肠病学部门主任等。此外，Fallon教授也曾兼任美国肝病研究协会多个委员会的职务，在美国内科医学委员会移植肝病学评估委员会担任委员长达9年，并作为多部最权威的胃肠病和肝病教材的编辑委员会成员，包括《临床胃肠病学和肝病学》及《西氏内科学精要》的肝胆系统疾病部分。Fallon教授在肝肺综合征领域的部分代表性研究如下。

（1）靶向药物索拉非尼对肝肺综合征的疗效：一项随机、双盲、安慰剂对照临床试验[1]

研究背景和目的：酪氨酸激酶抑制剂索拉非尼在基础实验中发现其可以改善肝肺综合征的症状，但在肝肺综合征患者中的疗效和不良反应状况尚不明确。该研究旨在确定索拉非尼对肝肺综合征患者3个月时$P(A-a)O_2$的影响。

方法和材料：在7个中心进行了一项随机、双盲、安慰剂对照的平行试验，将28名肝肺综合征患者按1:1的比例随机分配到每天口服索拉非尼400mg或相匹配的安慰剂组。

结果：与安慰剂组[$P(A-a)O_2$中位数变化量-2.4mmHg，IQR：-4.8～8.2mmHg]相比，索拉非尼组[$P(A-a)O_2$中位数变化量4.5mmHg，IQR：-3.8～7.0mmHg]在12周内$P(A-a)O_2$中位数变化量没有统计学显著差异（$P=0.70$）。此外，两组在肺内分流程度方面也没有差异。但索拉非尼显著降低了血管生成相关标志物的水平，包括血管内皮生长因子受体（$P<0.01$）和TIE2表达的M2单核细胞（$P=0.03$）。此外，索拉非尼降低了患者的心理评分（$P=0.04$）。

结论：索拉非尼在肝肺综合征患者中使用3个月并未改变$P(A-a)O_2$或其他相关疾病标志物。研究其他的抗血管生成治疗方法或针对其他通路的新型治疗方法是未来研究的潜在方向。

著者点评：索拉非尼是一种常见和安全的抗肿瘤药物，也是第一种应用于肝癌治疗的有效靶向药物。全球肝肺综合征研究者均非常期待索拉非尼在肝肺综合征中的疗效。然而，该项研究阴性结果的出现，对靶向药物治疗肝肺综合征是一种打击。

（2）肝肺综合征对肝移植等候者生存质量和生存期的影响[2]

研究背景和目的：肝肺综合征影响10%～30%的肝硬化和门静脉高压患者，但其对功能状态、生存质量和生存期的影响尚未明确。该研究评估了肝肺综合征对肝移植候选者的影响。

方法和材料：在美国7个研究中心开展了该项前瞻性多中心队列研究，对正在接受肝移植评估的患者进行了研究。将合并肝肺综合征的患者与非肝肺综合征的患者在人口统计学指标和临床指标方面进行了比较，同时评估了纽约心脏协会功能分级、生存质量和生存期。

结果：纳入了 72 例肝肺综合征患者和 146 例非肝肺综合征患者。两组患者在年龄、性别或肝病的病因或严重程度方面没有差异；但是肝肺综合征患者没有吸烟史的比例较低（P=0.03）。肝肺综合征患者的纽约心脏协会功能分级更差（P=0.005）；与非肝肺综合征患者相比，生存质量显著更差。此外，尽管根据年龄、性别、种族/民族、终末期肝病评分和肝移植排序积分进行了校正（校正后风险比=2.41；95%CI，1.31～4.41；P=0.005），但与非肝肺综合征的患者相比肝肺综合征患者的死亡风险仍显著增加。

结论：在接受肝移植评估的患者中，肝肺综合征与死亡风险的显著增加、更差的功能状态和生存质量相关。

著者点评：该研究结果的出现，为肝肺综合征患者在法律层面获得额外的肝移植排序积分提供了重要的依据。

（3）在大鼠胆总管结扎模型中内皮素-1 与肝肺综合征的肺功能损害相关性分析[3]

研究背景和目的：肝肺综合征的患者需要在有肝损伤和门静脉高压的情况下发展出肺微血管扩张和气体交换异常。最近有研究观察到与血管扩张有关的内皮素-1 水平增加和肝硬化相关。该研究拟比较胆总管结扎动物模型中与非肝肺综合征模型的部分门静脉结扎动物内皮素-1 的产生情况。

方法和材料：对假手术、胆总管结扎和部分门静脉结扎的大鼠进行了器官和血浆内皮素-1 的测量，并对肝脏组织进行了 RNA 印迹分析和免疫组化，对血浆内皮素-1 水平与肺内内皮型一氧化氮合酶水平和肺泡-动脉氧分压差进行了相关分析。

结果：在胆总管结扎后，肝内和血浆内皮素-1 水平增加，伴随着胆道上皮内皮素-1 mRNA 和内皮素-1 蛋白的增加；在门静脉结扎后未发现类似现象。同时发现血浆内皮素-1 水平与肺内内皮型一氧化氮合酶水平和肺泡-动脉氧分压差直接相关。

结论：胆总管结扎后肝内和血浆内皮素-1 产生增加，并与肺相关的分子和气体交换改变有相关性，但门静脉结扎后则没有类似现象。说明内皮素-1 可能对肝肺综合征的发病起到一定作用。

著者点评：该研究比较了两种啮齿动物模型作为肝肺综合征动物模型的可行性，为肝肺综合征的基础研究模型创建奠定了基础。

（4）内皮型一氧化氮合酶在大鼠肝肺综合征发病机制中的作用[4]

研究背景和目的：肝肺综合征的病因尚不清楚，大鼠胆总管结扎模型是肝肺综合征研究的主要模型，一氧化氮在该模型中对肺血管扩张的影响尚缺乏研究数据。该研究的目的是确定一氧化氮是否在胆总管结扎后对肺内血管扩张起作用。

方法和材料：评估胆总管结扎后肺内内皮型一氧化氮合酶（e-NOS）水平和

位置，以及肺动脉组织中 NO 相关酶的活性。

结果：胆总管结扎后肺内 e-NOS 水平增加，肺血管相关标志物水平增加。未检测到肺内诱导型一氧化氮合酶（i-NOS）的水平或定位的变化。增加的 e-NOS 水平与气体交换的改变有相关性，并伴随着肺动脉环中 NO 活性增强、对去氧肾上腺素反应的减弱，这些反应可以通过 NOS 抑制剂逆转。在不发生肺内血管扩张的门静脉结扎动物中，肺内 NOS 生成或肺动脉环中 NO 活性没有变化。

结论：源于肺血管 e-NOS 的 NO 对肝肺综合征动物模型中的肺内血管扩张起到了重要作用。

著者点评：该研究通过基础实验揭示了 e-NOS 和 NO 在肝肺综合征中的可能机制，为后续肝肺综合征相关治疗药物的研发提供了重要的基础。

（5）CX₃CL1/CX₃CR1 在肝肺综合征大鼠模型肺血管生成和血管内单核细胞聚集中的作用[5]

研究背景和目的：肝肺综合征常见的原因是肺血管扩张，可导致患者低氧血症和死亡。在经过胆总管结扎（CBDL）后的实验性肝肺综合征模型中，单核细胞会附着在肺血管中并产生血管内皮生长因子 A（VEGF-A），并且新生血管会导致异常的气体交换。该研究中探讨 CBDL 后肺部 CX₃CL1/CX₃CR1 的变化是否会影响肺血管新生和肝肺综合征症状。

方法和材料：在 2 周和 4 周的 CBDL 动物模型中分别评估肺 CX₃CL1/CX₃CR1 表达和定位、CX₃CL1 信号通路的激活、单核细胞聚集及血管新生和肝肺综合征的发展等情况，并评估 CX₃CR1 中和抗体对 CBDL 后肝肺综合征的影响。

结果：在肝肺综合征发生的 2 周和 4 周 CBDL 动物中，循环 CX₃CL1 水平和肺部 CX₃CL1/CX₃CR1 在血管内单核细胞和微血管内皮中的表达均增加。这些指标的变化伴随着肺血管新生、单核细胞聚集、CX₃CL1 介导的信号通路（Akt、ERK）的激活，以及 VEGF-A 表达增加。抗 CX₃CR1 中和抗体治疗可减少单核细胞的聚集、减少肺血管新生并改善肝肺综合征。这些情况的发生伴随着 CX₃CR1 信号通路的抑制及 VEGF-A 表达降低。

结论：循环 CX₃CL1 水平和肺部 CX₃CL1/CX₃CR1 表达在 CBDL 后出现增加，并促进肺内血管内单核细胞的聚集、血管新生和肝肺综合征的发展。

著者点评：该研究揭示了除 NO 外另一种肝肺综合征的可能诱导机制，即 CX₃CL1/CX₃CR1 途径，为针对性药物研发开辟了一条新的道路。

（6）己酮可可碱治疗肝肺综合征的初步研究[6]

研究背景和目的：肝肺综合征是一种由慢性肝病或门静脉高压引起的肺微血管扩张和低氧血症。实验表明，肿瘤坏死因子 α（TNF-α）的过度产生导致扩张，而己酮可可碱作为一种 TNF-α 抑制剂，有望改善这种扩张。该研究旨在评估己酮可可碱对肝硬化和肝肺综合征的患者的疗效和耐受性。

方法和材料：研究纳入了 9 名 55 岁左右的肝硬化患者，其中 67%为女性。所有患者均口服己酮可可碱，最高剂量为 400mg/8h，服用 6 周。

结果：患者对己酮可可碱的耐受性较差，且仅有 1 名患者能够完成全剂量疗程。在 7 名患者中，随访时没有发现 PaO_2 或 $P(A-a)O_2$ 有显著变化。

结论：己酮可可碱治疗不能改善肝肺综合征的动脉氧合情况，而其耐受性也受到胃肠道毒性的限制。

著者点评：该研究评估了己酮可可碱在肝肺综合征患者中的疗效，得到了阴性结局，著者认为多项基础实验有效而临床研究失败的出现，可能提示相关的动物模型有一定的局限。

4.2.2　Krowka MJ

Krowka MJ 是美国梅奥医学中心（Mayo Clinic）肝肾移植中心主任，是肝肺综合征领域的权威专家。Krowka 教授 1980 年毕业于内华达州立医学院，在肺部疾病方面拥有超过 43 年的丰富经验。Krowka 教授的研究广泛，涵盖了儿童和成人中由肝病引起或与肝病有关的肺部异常，其研究重点包括：肝肺综合征的起因、与受病变的肝脏影响的相关物质变化及这些物质扩张血管并可能在肺内实现血管增生的相关机制、门脉性肺动脉高压症的起因、α-1 抗胰蛋白酶缺乏症的病因机制及相关肺损伤的处理。

（1）肝肺综合征与门静脉高压相关性肺动脉高压：一项来自多中心肝移植数据库的报告[7]

研究背景和目的：肝肺综合征和门脉性肺动脉高压是长期慢性肝病所致的肺部并发症，似乎与肝移植术后死亡率增加相关。

方法和材料：收集了 1996～2001 年 10 个肝移植中心的数据，纳入了接受肝移植前患有肝肺综合征（$n=40$）或门脉性肺动脉高压（$n=66$）的患者。评估关键变量（肝肺综合征的 PaO_2，门脉性肺动脉高压的平均肺动脉压力、肺血管阻力和心输出量）与 3 个关键结局终点（被拒绝行肝移植手术、移植后存活和移植后未存活）的相关性。

结果：40 名肝肺综合征患者中有 8 名（20%）被拒绝行肝移植手术，66 名门脉性肺动脉高压患者中有 30 名（约 45%）被拒绝行肝移植手术。与接受移植手术的患者相比（47mmHg *vs.* 52mmHg，$P<0.005$），被拒绝行肝移植手术的肝肺综合征患者的 PaO_2 明显较差。预后良好与肝移植术前高 PaO_2（55mmHg *vs.* 37mmHg，$P<0.005$）有关。与接受移植手术的患者相比，被拒绝行肝移植手术的门脉性肺

动脉高压患者的平均肺动脉压力明显较高（53mmHg *vs.* 45mmHg，$P<0.015$），肺血管阻力明显较差（614mmHg *vs.* 335mmHg，$P<0.05$）。肝肺综合征患者肝移植后死亡率约为 16%（5/32），门脉性肺动脉高压患者肝移植后死亡率约为 36%（13/36）。所有门脉性肺动脉高压患者的死亡均发生在肝移植手术后的 18 天内，其中 5 例发生在手术中。

结论：肝肺综合征患者（基于低 PaO_2 和非肺相关因素）和门脉性肺动脉高压患者（基于肺血流动力学）经常被拒绝行肝移植手术。对于可行肝移植手术的患者，肝移植后死亡率因肝肺综合征和门脉肺动脉高压的存在而显著增高。

著者点评：该研究的结论一方面提示肝肺综合征和门脉性肺动脉高压会显著增加肝移植后死亡率，也说明肝移植患者应该在此类合并症早期及时进行根治性治疗；另一方面该数据使一部分学者对是否应在此类重度合并症患者中进行肝移植产生了疑虑。

（2）肝肺综合征的自然病程：肝移植的影响[8]

研究背景和目的：描述肝肺综合征诊断后的生存情况的研究很少。虽然肝移植通常会完全缓解肝肺综合征，但移植和生存之间的关系尚未被清晰阐释。该研究旨在描述肝肺综合征患者的长期生存情况。

方法和材料：数据来源于 1985～2002 年间在梅奥诊所（*n*=61）被诊断为肝肺综合征的患者，包括接受肝移植（*n*=24）和未接受肝移植（*n*=37）的患者。针对肝移植组和非肝移植组的肝肺综合征患者，根据肝病原因、MELD 评分、Child-pugh 分级肝病严重程度和年龄因素匹配了 77 例无肝肺综合征患者作为病例对照组。通过 Kaplan-Meier 生存分析对各组的生存情况进行了描述。

结果：肝肺综合征患者在等待肝移植过程中，PaO_2 的平均下降速度为每年（5.2±2.3）mmHg。尽管基线 PaO_2、$^{99m}Tc\text{-}MAA$ 摄取，或肝功能衡量值相似，但进行了肝移植的肝肺综合征患者五年生存率为 76%，未接受移植的患者为 23%（$P<0.0001$）。与未接受肝移植的匹配对照组患者相比，肝肺综合征患者的五年生存率更差（$P=0.0003$）。但需要注意在肝肺综合征的情况下拒绝行肝移植可能是观察到的生存差异的一个原因。无论行肝移植与否，基线 $PaO_2\leqslant50mmHg$ 与生存差异有关。

结论：肝肺综合征患者的低氧血症是进展性的。由于移植前 PaO_2 与肝移植结果有关，因此应给予额外的 MELD 分数以提升肝肺综合征的肝移植优先级。

著者点评：Krowka 教授等长期聚焦肝移植患者肝肺综合征的研究，该研究提示肝移植等待人群中肝肺综合征的进展性，结合一旦出现严重低氧血症后的不良结局，说明加快完成肝移植有望挽救一部分肝肺综合征患者的生命。

（3）肝移植候选人中的心脏指数和肝肺综合征：肝脏疾病的肺部血管并发症

研究[9]

研究背景和目的：肝肺综合征和高动力循环是晚期肝病的常见并发症，但肝肺综合征和心脏指数（CI）之间的关系尚不清楚。该研究对肝脏疾病的肺部血管并发症进行了横断面分析，尝试比较肝肺综合征和非肝肺综合征患者的心脏指数，并评估肝移植候选人的症状、生活质量、气体交换和运动能力与心脏指数之间的关系。

方法和材料：针对接受肝移植评估患者进行的多中心前瞻性队列研究。研究中排除了患有阻塞性或限制性肺疾病、心内分流和门脉性肺动脉高压的患者。

结果：该研究纳入了214名患者（肝肺综合征组81人和对照组133人）。与对照组相比，肝肺综合征组患者的心脏指数更高（3.2L/min·m²，95%CI，3.1～3.4L/（min·m²）*vs.* 2.8L/（min·m²），$P<0.001$），在校正年龄、性别、终末期肝病模型-钠评分和β受体阻滞剂使用情况以及低系统血管阻力，研究发现心脏指数与氧合功能（肺泡-动脉氧分压差 $r=0.27$，$P<0.001$）、肺内血管扩张程度和血管生成生物标志物有相关性。

结论：心脏指数高与呼吸困难和较差的功能状态独立相关。肝移植候选人中，肝肺综合征与更高的心脏指数相关。在非肝肺综合征患者中，心脏指数高与呼吸困难、较差的生活质量和动脉氧合功能差独立相关。

著者点评：该研究提示肝肺综合征患者的不良预后与动脉氧合有关，还与心脏功能的改变有关，但这种关联的内在机制仍需要进一步探索。

（4）肝肺综合征———种肝源性肺血管疾病[10]

发表于《新英格兰医学杂志》，综述了肝肺综合征这一肝源性肺血管疾病的概念、临床表现、病理生理机制和治疗方案。肝肺综合征是一种由于肝脏病变引起的肺血管疾病，主要表现为低氧血症、呼吸困难和动脉血氧饱和度降低等症状。肝脏病变导致肺血管扩张和血流动力学改变，引起肺泡-动脉间歇性气体交换失衡，并介绍了肝肺综合征疾病的分类标准、分型和临床表现，病理生理机制和相关因素。肝脏病变引起肺血管内皮细胞和平滑肌细胞功能异常，进而出现肺血管扩张和动脉-毛细血管畸形。此外，血管活性物质和血小板富集因子等的产生和释放也与肝源性肺血管疾病的发病机制密切相关。在治疗方案方面，介绍了当前肝肺综合征的治疗方案和难点。治疗的主要目的是缓解低氧血症和改善肺血管病变，以提高患者的生存率和生活质量。目前常用的治疗手段包括氧疗、血管活性药物治疗等，对于严重病例则需要进行肝移植手术。然而，肝源性肺血管疾病的治疗仍面临着许多难点和挑战，例如治疗时机、手术风险等问题，需要进一步探索和研究。

著者点评：作为迄今为止唯一一篇发表于《新英格兰医学杂志》的关于肝肺

综合征的综述文章，奠定了肝肺综合征在各类慢性肝病诊疗中的地位。

（5）门脉性肺动脉高压的性别差异[11]

研究背景和目的：门脉性肺动脉高压（POPH）是在门静脉高压的背景下发展起来的肺动脉高压，可导致心脏衰竭和死亡。女性是 POPH 的危险因素，但性别对 POPH 的临床表现、血流动力学、治疗反应和生存的影响仍知之甚少。该研究试图描述 POPH 患者在临床特征、肺血流动力学、治疗反应和生存方面的性别差异。

方法和材料：对器官移植网络数据库中 POPH 成年肝移植候选人进行了回顾性队列研究，对女性和男性患者进行了比较。采用多元回归分析性别、肺血管阻力和存活率之间的关系。患者按年龄（50 岁）分层，以确定年龄如何改变性别、血流动力学和与生存之间的关系。

结果：共纳入成人 190 例（男性 103 例，女性 87 例）。与男性相比，女性的 MELD 评分较低（12.1 ± 4.2 vs. 13.8 ± 4.9；$P=0.01$），且更高比例患有自身免疫性肝病。女性的基础肺血管阻力[（610.6 ± 366.6）dyne·s/cm^5 vs.（461.0 ± 185.3）dyne·s/cm^5；$P<0.001$]和治疗后肺血管阻力[（244.6 ± 119.5）dyne·s/cm^5 vs.（202.0 ± 87.7）dyne·s/cm^5；$P=0.008$]更高，治疗反应更好[肺血管阻力变化值，（-359.3 ± 381.9）dyne·s/cm^5 vs.（-260.2 ± 177.3）dyne·s/cm^5；$P=0.03$]。在多变量分析中，女性（或性别）仍然与较高的基线肺血管阻力相关（$P=0.008$）。女性和男性的存活率基本相似（$P>0.05$）。当患者按年龄分层时，在校正了 MELD 评分和肺血管阻力后，等待肝移植的患者中女性与较差的存活率相关（风险比 6.61；95%CI，1.25~35.08；$P=0.03$），但在老年患者中未出现类似的现象。

结论：与男性相比，POPH 女性肝移植候选人有更高的肺血管阻力和更低的 MELD 评分，并且更有可能患有自身免疫性肝病。女性和男性的总体存活率相似，但在年轻患者中女性与较差的存活率相关。

著者点评：该论文首次明确提出 POPH 患者的性别差异，也是 POPH 研究中样本量相对较大的一项临床研究，其数据和结论有一定的权威性。

4.2.3　Kawut SM

Kawut SM 是宾夕法尼亚大学医学院的医学流行病学专家，他在肺血管疾病的研究方面做出了杰出的贡献，特别是在肝移植患者合并肺动脉高压和肝肺综合征方面。Kawut 教授的研究涉及肝肺综合征的病理生理学机制、流行病学，并提出了治疗方案。此外，Kawut 教授还在肺动脉高压研究方面做了大量的工作。他的研究揭示了肺动脉高压的危险因素、病理生理学和分子机制，并提出了新的治疗方法和评估标准。

（1）肝移植候选者中肺内血管扩张的临床影响[12]

研究背景和目的：伴随着高 $P(A-a)O_2$ 的肺内血管扩张定义为肝肺综合征，然而，在无异常气体交换能力的情况下肺内血管扩张的重要性尚不清楚。该研究旨在确定肺内血管扩张在肝病患者中的临床影响。

方法和材料：在肝病患者评估过程中进行的一项横断面研究，是"肝脏疾病相关的肺血管并发症 2 研究（Pulmonary Vascular Complications of Liver Disease 2 Study）"系列研究的一部分，涉及多中心前瞻性队列研究。该研究中排除了合并有阻塞性或限制性肺疾病、肝肺综合征或心内分流的患者，仅比较了有肺内血管扩张和没有肺内血管扩张的患者。

结果：共纳入了 46 例有肺内血管扩张的患者和 81 例没有肺内血管扩张的患者。有肺内血管扩张的患者患自身免疫性肝炎的比例更高，而患隐源性肝硬化和肝癌的比例较低。有肺内血管扩张的患者的 Child-Pugh 评分更高{6[四分位数范围（IQR），5~7] vs. 5（IQR，4~7）；P=0.04}，MELD 评分更高[14.5（IQR，11.6~15.8）vs. 12.2（IQR，9.4~15.5）；P=0.06]，PaO_2 更高[97.9（IQR，92.0~103.0）mmHg vs. 89.0（IQR，82.0~96.9）mmHg；P<0.001]，$P(A-a)O_2$ 更低[9.9（IQR，6.2~13.5）mmHg vs. 14.9（IQR，9.0~21.8）mmHg；P<0.001]。两组患者的症状和生活质量未见显著性差异。

结论：自身免疫性肝炎和肝病严重程度增加与肺内血管扩张的出现有关。有必要行进一步的研究以更好地描述肺内血管扩张与肺内血管扩张和肝肺综合征之间的关系。

著者点评：该研究发现在等候肝移植的一般人群中肺内血管扩张与自身免疫性肝炎和肝病严重程度增加有关，这提示免疫相关机制在肺血管扩张的形成中可能也起着推波助澜的作用。

（2）限制性肺疾病在肝移植候选者中的流行率和影响[13]

研究背景和目的：研究限制性肺疾病在肝移植候选者中的发病情况及其对临床的影响。

方法和材料：是"肝脏疾病相关的肺血管并发症 2 研究（Pulmonary Vascular Complications of Liver Disease 2 Study）"系列研究中的一项横断面研究，涉及多中心前瞻性队列研究，针对的对象是接受肝移植评估的患者。研究中排除了有阻塞性肺疾病或缺失肺功能检查或胸部影像的患者。将用力肺活量（FVC）<70%定义为限制性肺疾病预计值，比较了有限制性肺疾病和没有限制性肺疾病患者的临床指标。

结果：该疾病的发病率约为 18.4%（63/343）。有 1/3 的限制性肺疾病患者既没有胸腔积液也没有腹腔积液。高终末期肝病模型-钠评分[比值比（OR），1.06；95%CI，1.02～1.11；P=0.007]、存在胸腔积液（OR，3.59；95%CI，1.96～6.58；P＜0.001）及腹腔积液（OR，2.59；95%CI，1.26～5.33；P=0.01）与限制性肺疾病的存在相关。在多元分析中，限制性肺疾病与较低的 6 分钟步行距离[342.0（95%CI，316.6～367.4）m 与 395.7（95%CI，381.2～410.2）m；P＜0.001]、呼吸困难（OR，2.69；95%CI，1.46～4.95；P=0.002）以及较低的生活质量汇总评分[34.1（95%CI，31.5～36.7）与 38.2（95%CI，36.6～39.7）；P=0.004]独立显著相关。较低的 FVC 与死亡风险增加相关（P=0.01）。

结论：限制性肺疾病和肺功能异常在肝移植候选者中常见，即使在没有明显原因（如胸腔积液或腹腔积液）的情况下也可能存在；并且与较差的运动能力、生活质量和生存率有关。

著者点评：虽然该论文并非针对肝肺综合征进行研究，但也提示肺功能的异常在肝移植患者中常见，对此类伴有呼吸系统合并症的患者进行深入研究是有必要的。

（3）肝肺综合征例外政策对肝移植后患者预后的影响：对 UNOS 数据库的分析[14]

研究背景和目的：肝肺综合征患者优先考虑肝移植，然而很少研究评估这些患者的临床预后。

方法和材料：利用器官共享分配数据库（UNOS）进行了回顾性队列研究，研究了室内正常氧合对肝肺综合征患者移植前后结果的影响。该作者使用限制性立方样条方法确定了与移植后存活相关的阈值，并比较了有无肝肺综合征患者的总体生存时间。

结果：从 2002～2012 年，等待肝移植的 973 名患者获得了肝肺综合征额外积分。在有肝肺综合征额外积分的患者中，氧合功能和等待期间死亡率间没有关联。在接受肝移植的患者中低氧血症越严重肝移植后死亡风险越高。PaO_2 为 44.1～54.0mmHg 的患者肝移植后未校正三年生存率为 84%，而 PaO_2≤44.0mmHg 的患者为 68%。在多变量 COX 分析中，发现与初始 PaO_2 为 44.1～54.0mmHg 的肝移植受者相比，初始 PaO_2≤44.0mmHg 的肝移植受者在移植后死亡风险显著增加（风险比=1.58；95%CI，1.15～2.18）。有肝肺综合征额外积分的肝移植候选患者总体死亡率显著低于未得到肝肺综合征额外积分的候选患者（风险比=0.82；95%CI，0.70～0.96），这可能是因为有肝肺综合征额外积分的患者肝移植前死亡的风险较低，而移植后存活率相似。

结论：尽管有终末期肝病额外积分，肝肺综合征患者的肝移植前氧合功能与肝移植等待期存活率之间没有关联，但肝移植前 PaO_2≤为 44.0mmHg 的患者与肝移植后死亡率的增加有关。与其他等待肝移植的患者相比，有额外积分患者的总死亡率较低，提示应重新评估肝肺综合征额外积分政策的合理性。

著者点评：现有肝肺综合征的定义较为宽泛，这可能是该研究中出现阴性关联结果的一个原因。是否应将一部分氧合功能受损较轻的患者排除在肝肺综合征患者之外是一个极富争议的话题。

（4）肝肺综合征对肝移植受者的影响及血管生成的作用[15]

研究背景和目的：大量的肝硬化门静脉高压患者中存在肝肺综合征。该研究评估了肝肺综合征患者的血管生成情况，并评估了肝肺综合征对接受肝移植患者的临床影响。

方法和材料："肝脏疾病相关的肺血管并发症 2 研究（Pulmonary Vascular Complications of Liver Disease 2 Study）"是一项多中心前瞻性队列研究，研究对象为首次接受肝移植评估的成人。研究了 $P(A\text{-}a)O_2 \geqslant 15mmHg$（如果年龄＞64 岁的患者 $P(A\text{-}a)O_2 \geqslant 20mmHg$）、经胸超声心动图造影阳性且无肺部疾病的患者。

结果：共纳入 85 例肝肺综合征患者和 146 例非肝肺综合征患者。肝肺综合征患者门静脉高压并发症和终末期肝病模型-钠评分较非肝肺综合征患者略高[中位数 15（四分位区间：12～19）vs. 14（10～17），$P=0.006$]。肝肺综合征患者 6 分钟步行距离明显低于对照组，且功能分级较差。肝肺综合征患者的循环血管生成素 2、Tie2、生腱蛋白 C、c-Kit、血管细胞黏附分子 1 和 von Willebrand 因子水平较高，E-选择素水平较低。肝肺综合征患者死亡风险增加（风险比=1.80，95%CI，1.03～3.16，$P=0.04$），并在调整协变量（风险比=1.79，95%CI，1.02～3.15，$P=0.04$）后持续存在。这种相关性不随氧合水平而变化，反映了肝肺综合征的严重程度。

结论：肝肺综合征与全身血管生成异常、运动和功能减低以及死亡风险总体增加相关。

著者点评："肝脏疾病相关的肺血管并发症 2 研究（Pulmonary Vascular Complications of Liver Disease 2 Study）"这一队列研究产出颇丰，为研究慢性肝病的肺内合并症的疾病特征提供了重要的基础。

4.2.4 Sarin SK

Sarin SK 教授是亚太肝病学会（APASL）指导委员会主席、印度肝胆科学研究所所长、*Hepatology International* 期刊主编，尼赫鲁大学医学教授、肝病研究所肝病学系主任。他也是消化道疾病和肝病领域的全球知名专家，尤其在丙型肝炎和肝硬化等疾病的研究方面做出了重要贡献。Sarin 教授毕业于印度的医学院，并在英国伦敦大学学院获得了博士学位。他曾在印度和其他国家的多家医院和研究机构工作，包括英国皇家伯明翰医院和美国马萨诸塞州波士顿的哈佛医学院，他还是印度国家医学研究所的荣誉教授。他的研究成果被广泛引用。他曾获得多项荣誉，包括印度国家科学院院士和印度总统颁发的 Padma Shri 奖章。

（1）肝肺综合征与低水平的鞘氨醇-1-磷酸相关且功能激动剂芬格列酮（Fingolimod）可改善肝肺综合征[16]

研究背景和目的：芬格列酮是一种鞘氨醇-1-磷酸（S1P）受体调节剂，通过减少一氧化氮（NO）产生来抑制血管扩张。该作者研究了 S1P 在肝肺综合征患者中的作用，以及芬格列酮对肝肺综合征实验模型的作用。

方法和材料：纳入了 44 例肝肺综合征患者、89 例非肝肺综合征患者和 25 名对照组的肝硬化患者，检测了血浆 S1P、NO 和全身炎症标志物的水平。在胆总管结扎鼠模型中，在 S1P 和芬格列酮给药前后检测了肺血管、动脉氧合、肝纤维化和炎症的变化。

结果：肝肺综合征患者的血浆 S1P 水平对数明显低于无肝肺综合征患者（3.1±1.4 *vs* 4.6±0.2，P<0.001），且在重度肝肺综合征患者中比中度和轻度肝肺综合征患者更低（P<0.001）。肝肺综合征患者的血浆 TNF-α（P=0.02）和 NO（P=0.001）水平高于无肝肺综合征患者。观察到 Th17（P<0.001）和 T 调节细胞（P<0.001）的增加，后者与血浆 S1P 水平呈负相关。在胆总管结扎肝肺综合征鼠模型中，芬格列酮通过增加动脉血气交换、减少全身和肺部炎症，从而改善肺血管损伤，提高了小鼠的生存率（P=0.02）。与对照组动物相比，芬格列酮降低了门静脉压力（P<0.05），减少了肝纤维化、促进了肝细胞增殖，还引起了肝星状细胞的凋亡并减少了胶原形成。

结论：肝肺综合征患者的血浆 S1P 水平较低，在严重病例中尤其严重。芬格列酮通过改善肺血管张力和氧合，提高胆总管结扎肝肺综合征鼠模型的存活率。

著者点评：该研究通过基础试验与临床研究结合的方法，通过临床生物样本分析找出异常的血浆生物标志物，并通过基础研究探索可能的治疗机制和药物，在方法学上有较高的参考价值。

（2）己酮可可碱治疗肝肺综合征的初步研究[17]

研究背景和目的：己酮可可碱在治疗肝肺综合征方面尚未得到临床应用。该论文旨在研究己酮可可碱治疗肝肺综合征的疗效和安全性。

方法和材料：是一项开放标签、前瞻性、非随机临床试验。己酮可可碱的剂量为每次 400mg，每日 3 次，持续 3 个月。研究中对患者的不良反应进行监测。从 2005 年 4 月至 2006 年 9 月，共筛选了 251 例肝硬化患者，并对其确定是否存在肝肺综合征进行了评估。

结果：其中 21 例有肝肺综合征，50 例有亚临床肝肺综合征。在 21 例肝肺综合征患者中，有 9 例被纳入试验。对治疗出现完全反应者有 8 例（89%），无反应者 1 例（11%）。治疗 3 个月后，TNF 水平中位数显著降低（$P=0.02$）。3 例在治疗期间出现一过性呕吐，2 例在己酮可可碱治疗后报告出现消化不良症状。

结论：己酮可可碱可被视为肝肺综合征的安全有效的治疗药物。进一步的试验应解决使用更高剂量、更长时间和与其他药物的联合使用等问题，以及明确该药物是否可以预防亚临床肝肺综合征的进展。

著者点评：该论文通过小样本前瞻性研究评估了己酮可可碱在肝肺综合征患者中的疗效，同样为己酮可可碱在临床患者中的应用提供了一定的依据。

4.2.5　Raevens S

Raevens S 就任于比利时根特大学医院，从事消化道病理学的研究工作。在其职业生涯中，Raevens 教授专注于研究肝脏疾病、肝癌和其他消化道疾病的发展和治疗。她的研究工作主要集中在分子生物学和肿瘤免疫学领域，探索新的生物标志物和治疗方法以提高肝癌患者的生存率和治疗效果，其在肝肺综合征领域中同样建树颇丰。

（1）肝移植治疗肝肺综合征的结果：一项欧洲移植经验[18]

研究背景和目的：欧洲在肝肺综合征肝移植额外积分患者的临床结局方面未进行过相关探索。在该项回顾性研究中，分析了在欧洲获得肝移植额外积分的肝移植患者的总体生存率、移植前和移植后存活率，以探讨肝移植额外积分政策的实现情况。

方法和材料：采用了通过欧洲移植登记获得的 2006 年 1 月 1 日到 2013 年 12 月 31 日匿名数据，其中包括来自德国、比利时、奥地利、荷兰、克罗地亚、匈牙利和斯洛文尼亚的患者。肝肺综合征队列包括所有年龄≥18 岁的肝移植等待候选人。

结果：研究人群包括 88 名重度肝肺综合征获得额外积分的患者和 442 名非肝肺综合征患者。共有 128 名（24%）患者在等候肝移植期间死亡，其中医保患者 17 名，非医保患者 111 名。死亡原因主要包括感染和肝病进展，在不同组之间没有差异。由于额外积分政策，肝肺综合征患者比非肝肺综合征患者优先接受移植（风险比 1.37，95%CI，1.04～1.80；$P=0.026$）。在研究期间，69%的肝肺综合征患者接受了肝移植，而非肝肺综合征患者的这一比例为 54%。两组均有 3%的患者因病情太重而不能接受移植（88 名肝肺综合征患者中有 3 名，442 名非肝肺综合征患者中有 14 名）。在数据分析时，298 名肝移植患者中有 80 名（27%）死亡[61 名肝肺综合征患者中有 24 名（39%），而非肝肺综合征患者中有 56 名（24%）；

$P=0.014$]。肝移植后的中位随访期为 2 年。生存分析显示，肝肺综合征组术后 1 个月、3 个月生存率分别为 91%（95%CI，83%～99%）和 84%（95%CI，74%～96%），而非肝肺综合征组分别为 96%（95%CI，93%～98%）和 89%（95%CI，85%～94%）。随访过程中，肝肺综合征组的脱落率更高（肝肺综合征组有 17 名，而非肝肺综合征组有 36 名）。死亡原因在不同组之间没有差异（$P=0.275$）。

结论：在目前的肝肺综合征额外积分政策下，重度肝肺综合征患者肝移植等待期死亡率和移植后存活率相对平衡，而不会对一般移植人群造成不利影响。

著者点评：从该研究可看出肝肺综合征额外积分政策在欧洲得到了较好的执行，这是医学研究最终造福于患者的一个实例。

（2）大型综合卫生系统中肝肺综合征的诊断[19]

研究背景和目的：关于肝硬化合并肝肺综合征诊断的数据有限。该作者评估了大型综合卫生系统中国际疾病分类（ICD）编码为肝肺综合征患者的临床特征。

方法和材料：对 2014～2019 年在多个卫生系统中所有 ICD-9-CM 和（或）ICD-10-CM 诊断为肝硬化和肝肺综合征的患者进行回顾性分析，记录最接近肝肺综合征诊断时间的基线和心肺功能检测指标数据。

结果：共有 42 749 例肝硬化患者被筛选，经 ICD 诊断的肝肺综合征患者有 194 例（0.45%），其中 182 例临床确诊为肝硬化，143 例（78.5%）行经胸超声心动图检查，61 例患者有动脉血气结果，53 例显示异常氧合功能[$P(A-a)O_2 >$ 15mmHg]。排除 12 例因肺功能明显异常和其他心肺疾病引起的氧合异常患者后，最终，41 例（22.5%）符合肝肺综合征诊断标准。将患者分为肝肺综合征组、非肝肺综合征组和肝肺综合征不明确组，发现确诊的肝肺综合征患者有相似的并发症，且更常在移植中心获得诊断。

结论：在一个相当大的肝硬化队列研究中，符合 ICD 标准诊断的肝肺综合征只占极小部分。说明需要进一步提升肝肺综合征相关知识水平并提出更有效的筛查策略。

著者点评：该作者从流行病数据角度出发，观察了发达国家肝肺综合征的诊治情况，发现即便是在欧洲地区，肝肺综合征的诊断和发现也有一定欠缺，说明在肝病相关医务人员和患者中有必要开展肝肺综合征相关的培训和教育，这也是著者撰写本书的初衷之一。

（3）胎盘生长因子靶向肺血管生成可治疗小鼠肝肺综合征[20]

研究背景和目的：肝肺综合征是肝硬化的严重并发症，具有较高的死亡风险。肺微血管改变是肝肺综合征的关键特征；但其潜在机制尚不完全了解。胎盘生长因子（PLGF）是一种选择性参与病理性血管生成的前血管生成分子，可能在肝肺综合征的发展中起重要作用，但其作用尚未得到研究。

方法和材料：该作者通过在小鼠中进行常见的胆总管结扎（CBDL）建立肝肺综合征模型，研究了肝肺综合征发展过程中肺血管生成和炎症的动力学变化，并提供了一种靶向病理性血管生成的新治疗策略的证据。

结果：CBDL 小鼠发生了低氧血症和肝纤维化背景下的肺内分流。肺部改变包括前血管生成和炎症标志物水平升高，这在人类肝肺综合征患者的血清中得到了确认。肝肺综合征小鼠中的 PLGF 产生增加源于肺泡 II 型细胞和肺部巨噬细胞，通过免疫荧光染色可得以证实。通过血管腐蚀铸模扫描电镜观察到 CBDL 小鼠中的血管功能障碍。预防性和治疗性的抗 PLGF（αPLGF）治疗均可抑制肝肺综合征的发展，并通过明显减少的肺内分流和和气体交换改善得到了一定程度的验证。αPLGF 治疗可减少体内和体外内皮细胞功能障碍，并伴随肺部炎症减轻。此外，αPLGF 治疗未引发肝脏异常，说明 αPLGF 可直接靶向肺部病变。

结论：CBDL 小鼠诱导出肝肺综合征，其诱导因子由 PLGF 产生；αPLGF 治疗通过对抗肺部血管生成改善了肝肺综合征，这可能是未来治疗肝肺综合征的一种潜在的治疗策略。

著者点评：该研究通过 CBDL 小鼠模型发现 PLGF 在肝肺综合征中的可能作用和机制，并提出相关靶向抗体有望治疗肝肺综合征的可能，是该领域基础研究的经典论文之一。

4.2.6 Abrams GA

Abrams GA 教授就职于美国加利福尼亚大学旧金山分校（UCSF）医学中心，专注于肝肺综合征、肺移植、肝移植和重症肝炎等领域的科学研究和临床实践，在这些领域拥有超过 30 年的经验。Abrams 教授发表了超过 200 篇与肝肺疾病相关的科学论文和专著，为肝肺综合征的治疗指南形成贡献了重要的研究成果。他曾经在美国肝病学会和美国肺移植学会等多个专业组织中担任重要职务。

（1）大蒜治疗肝肺综合征的初步研究[21]

研究背景和目的：目前还没有针对肝肺综合征的有效药物治疗手段。曾报道一名肝肺综合征患者在自行应用大蒜时，PaO$_2$ 出现改善。该研究的目标是确定标准化的大蒜粉是否能改善肝肺综合征受试者的动脉氧合功能和呼吸困难。

方法和材料：在 15 名肝肺综合征患者中进行了一项前瞻性、开放标签、非对照的探索性研究，患者每天服用大蒜粉胶囊，持续至少 6 个月。在室内吸入空气状态下的同一位置每 4～8 周测定一次动脉血气，并评估主观呼吸困难指数。

结果：15 名受试者中有 6 名（40%）PaO$_2$ 至少升高 10mmHg 或出现 P(A-a)O$_2$ 降低 10mmHg。这些患者治疗前和治疗后的 PaO$_2$ 平均差值为（14±4）mmHg，

P(A-a)O$_2$ 平均差为（18±5）mmHg。6 名对大蒜有反应的受试者在运动时呼吸困难症状都有所改善。大蒜改善了年轻受试者（40 岁 *vs.* 56 岁；*P*=0.021）以及MAA 分流比较低患者（*P*=0.058）的动脉氧合。

结论：大蒜可改善肝肺综合征患者的动脉血氧饱和度和呼吸困难症状。

著者点评：大蒜作为一种常见的可及的农产品，其在疾病治疗领域的价值是亟待探索的，该研究通过一个小样本的探索，发现其在肝肺综合征中的潜在治疗价值，为肝肺综合征的食疗拓宽了思路，当然其结论仍需大样本研究的验证。

（2）^{99m}Tc-MAA 肺灌注扫描诊断肝肺综合征的新方法[22]

研究背景和目的：超声心动图是肝肺综合征的主要筛查方法。然而由于许多肝硬化患者动脉血气分析虽然正常，但增强超声心动图仍可为阳性，说明超声心动图缺乏特异性。该研究的目的是评估 ^{99m}Tc-MAA 肺灌注扫描在诊断肝肺综合征中的价值。

方法和材料：对 25 例肝肺综合征患者、25 例非肝肺综合征的肝硬化患者和15 例单纯肺部疾病的低氧血症患者进行 ^{99m}Tc-MAA 肺灌注扫描。根据脑部和肺部的放射性计数计算 MAA 分流比。

结果：25 例肝肺综合征患者中 21 例 ^{99m}Tc-MAA 肺灌注扫描阳性，所有对照组均为阴性。21 例 ^{99m}Tc-MAA 肺灌注扫描阳性的患者血氧饱和度均＜60mmHg。MAA 分流比与动脉低氧血症呈显著负相关（*r*=–0.726）。

结论：在肝硬化患者中，^{99m}Tc-MAA 肺灌注扫描阳性结果是中到重度肝肺综合征的特异性表现，因此 ^{99m}Tc-MAA 肺灌注扫描在鉴别肝肺综合征与合并内源性肺部疾病的肝硬化低氧血症患者中可能有独特价值。

著者点评：该研究是肝肺综合征诊断方法探索的早期研究之一，和其他多项相关研究共同开发的 ^{99m}Tc-MAA 肺灌注扫描方法最终被接受并成为肝肺综合征的核心诊断方法之一。

（3）胆总管结扎建立大鼠肺内血管扩张和肝肺综合征模型[23]

研究背景和目的：肝肺综合征是肝硬化患者肺内血管扩张导致的氧合功能受损。大鼠胆总管结扎导致类似于肝肺综合征的气体交换异常，但肺内血管扩张尚未得到评估，该作者评估了大鼠胆总管结扎术后活体测量的肺内血管扩张。

方法和材料：对假手术、2 周和 5 周大鼠胆总管结扎及 3 周部分门静脉结扎大鼠的肝肺损伤情况、门脉压力和动脉血气结果进行了评估。通过静脉注射微球（直径 5.5～10μm）和测量动脉血中可通过的微球大小和数量评估肺微循环扩张情况。

结果：胆总管结扎大鼠出现进行性肝损伤和门静脉高压，并伴有气体交换异常和肺内血管扩张。类似的门静脉结扎动物并没有出现肺内血管扩张或异常气体交换。

结论：胆总管结扎可引起进行性肺内血管扩张，并伴随动脉气体交换异常恶化。这些发现验证了大鼠胆总管结扎作为研究肝肺综合征模型的有效性。

著者点评：该研究提出了大鼠胆总管结扎模型并重点观察了肺内血管扩张情况，结合另一篇门静脉结扎的动物模型研究，两篇论文共同为肝肺综合征动物模型的建立奠定了基础。

（4）增强超声心动图和 ^{99m}Tc-MAA 肺灌注扫描对肝肺综合征的诊断价值[24]

研究背景和目的：超声心动图和 ^{99m}Tc-MAA 肺灌注扫描两种方法可用于识别肺内血管扩张和诊断肝肺综合征，但这两种方法尚未进行比较。该研究的目的是比较这些诊断方法在检测肺内血管扩张和诊断肝肺综合征方面的应用。

方法和材料：对 40 例经病理活检证实为肝硬化的门诊患者进行超声心动图、^{99m}Tc-MAA 肺灌注扫描和动脉血气分析。

结果：40 例肝硬化患者中有 15 例（38%）超声心动图检查呈阳性。7 例超声心动图阳性患者有气体交换异常，可考虑为肝肺综合征（7/40 例，17.5%）。这些患者中有 3 例有低氧血症，没有并发心肺疾病。另 4 例[3 例低氧血症，1 例 PaO_2 正常，$P(A-a)O_2$ 升高]合并内源性肺部疾病和（或）有胸片异常，超声心动图阳性，^{99m}Tc-肺灌注扫描阴性。其余 8 例超声心动图阳性患者肺部扫描正常，气体交换正常。

结论：增强超声心动图是肺内血管扩张的最准确的筛查方法。在肝肺综合征患者中，增强超声心动图检查的阳性率可能高于 ^{99m}Tc-肺灌注扫描。

著者点评：该研究比较了超声心动图和 ^{99m}Tc-肺灌注扫描在肝肺综合征中的诊断价值，奠定了增强超声心动图作为诊断肝肺综合征的金标准地位。

4.2.7 Rodriguez-Roisin R

Rodriguez-Roisin R 是西班牙巴塞罗那大学的肺病专家，在呼吸系统疾病的治疗和管理方面做出了卓越的贡献，尤其是在慢性阻塞性肺疾病（COPD）和肺动脉高压等疾病的研究方面。他曾担任欧洲呼吸学会主席，是多个国际呼吸疾病组织的成员，包括欧洲呼吸学会和美国胸科学会等。Rodriguez-Roisin 在呼吸系统疾病方面的研究涉及多个领域，包括病理生理学、临床治疗、疾病预防和管理等。曾发表了数百篇学术论文和多部专著，并获得多项奖项和荣誉，包括欧洲呼吸学会的荣誉会员和西班牙国家医学院院士。

（1）肝肺综合征患者肝脏表观基因组变化初探[25]

研究背景和目的：DNA 甲基化的改变反映了基因组的异常。由于肝移植可以逆转肝肺综合征，推测肝肺综合征可能与某些肝脏表观遗传学改变有关。这项研究的目的是探索肝脏表观基因组在肝肺综合征患者中的作用。

方法和材料：该作者从 10 例肝肺综合征患者和 10 例年龄、性别和 MELD 评分匹配的对照组患者的石蜡包埋肝组织样本中提取了 DNA。用 850K 芯片（Illumina）测定了 DNA 甲基化水平。

结果：在 20 例肝活检中，有 12 例（7 例肝肺综合征和 5 例对照）有足够质量的组织可供分析。在病例对照比较中 802 688 个 DNA 探针中并未发现显著的错误率。加权基因共表达网络分析（WGCNA）发现了与肝肺综合征标志物相关的 5 个共甲基化基因模块，主要涉及神经/神经内分泌系统、细胞凋亡过程、肠道细菌易位、血管生成和重塑等。

结论：肝肺综合征与神经/神经内分泌系统和血管重构相关的肝脏表观遗传学改变有关。

著者点评：该研究从表观基因组学角度探索了肝肺综合征发生的可能机制，并发现神经/神经内分泌系统和血管重构相关，对后续研究的开展具有重要价值。

（2）肝移植后肝肺综合征持续低弥散能力的研究[26]

研究背景和目的：探讨肝肺综合征患者肝移植后持续性低一氧化碳弥散量（DLCO）的存在及临床意义。

方法和材料：对 6 例轻、重度肝肺综合征患者和 24 例非肝肺综合征患者在随访中期（中位数 15 个月）接受肝移植前后进行前瞻性研究。对肝肺综合征患者也在长期随访后（中位数 86 个月）进行评估。

结果：肝移植前，肝肺综合征组 PaO_2[（71±8）mmHg]、$P(A-a)O_2$[（43±10）mmHg]和 DLCO（54%±9%预测）均低于非肝肺综合征组[（94±4）mmHg，（19±3）mmHg 和 85%±3%，所有 $P<0.05$]。术后中远期与术前比较，肝肺综合征患者 PaO_2[（91±3）mmHg $vs.$（87±5）mmHg]、$P(A-a)O_2$[（14±3）mmHg $vs.$（23±5）mmHg]和所有通气灌注指标恢复正常（所有 $P<0.05$），而 DLCO 无明显变化（53% $vs.$ 56%）。部分非肝肺综合征患者肝移植后 DLCO 无明显变化。

结论：肝肺综合征患者通气灌注不匹配的完全消退提示其为可逆性的功能障碍。部分非肝肺综合征患者肝移植后持续低的 DLCO 提示其持续存在亚临床肝源性肺血管病变。

著者点评：该研究提示肝肺综合征患者经过肝移植治疗虽然可以恢复一定程度的气体交换和氧合能力，但这种能力的恢复并非完全是彻底的，在 DLCO 等方面仍存在持久难治的改变。

（3）雾化吸入 N（G）-硝基-L-精氨酸甲酯治疗肝肺综合征的疗效观察[27]

研究背景和目的：肺组织产生的 NO 增加与肝肺综合征的发病机制有关。动物实验和人体研究均提示 N（G）-硝基-L-精氨酸甲酯（L-NAME）可改善动脉低氧血症。该研究评估了 NO 生成增加在肝肺综合征动脉缺氧中的作用，以及 L-NAME 的潜在治疗效果。

方法和材料：观察了雾化吸入 L-NAME（162.0mg）30 分钟和 120 分钟对 10 例肝肺综合征患者[年龄（60±7）岁；P(A-a)O_2 19～76mmHg；PaO_2 37～89mmHg]所有肺内和肺外气体交换影响因素的影响。

结果：雾化吸入 L-NAME 最大限度地减少了呼出的 NO（−55%；P＜0.001）、混合静脉亚硝酸盐/硝酸盐（−12%；P=0.02）和心输出量（−11%；P=0.002），增加了全身血管阻力（11%；P=0.008）和肺血管阻力（25%；P=0.03）。但肺通气灌注比不匹配、肺内分流和动脉氧合能力仍保持不变。

结论：肝肺综合征的气体交换障碍可能与肺血管重塑有关，而不是与 NO 生成增加导致的持续性血管扩张效应有关。

著者点评：该研究通过小样本前瞻性研究探索了 N（G）-硝基-L-精氨酸甲酯治疗肝肺综合征的价值，可惜的是这项研究在核心指标上得到阴性的结果，总的来说该领域药物治疗近年的进展仍十分有限。

（4）肝移植等候者中肝肺综合征的初步研究[28]

研究背景和目的：探索了肝肺综合征在肝移植等候者中的发生率、临床和肺功能特征。

方法和材料：前瞻性纳入了 80 例肝硬化患者，进行了增强超声心动图和肺功能检查，包括肺通气血流灌注检测。

结果：14 例患者发生了肝肺综合征，发病率为 17.5%。肝肺综合征患者[年龄（49±12）岁]的皮肤蜘蛛痣、杵状指和呼吸困难明显多于非肝肺综合征患者（P＜0.001），DLCO（56%±18%；P＜0.001）则低于非肝肺综合征患者。肝肺综合征患者以轻、中度肺通气灌注比不均和肺内分流增加为主，仅在低氧血症患者（n=8）可观察到氧扩散障碍。DLCO 在受试者工作特征曲线中展示了较高的曲线下面积（0.89）。

结论：肝硬化肝移植等候者中肝肺综合征发生率较高，与非肝肺综合征患者相比具有独特的临床特点。低 DLCO 的存在可能有助于肝肺综合征的诊断。

著者点评：该论文的结论与著者研究结果类似，大部分肝肺综合征患者的临床症状并非十分显著，以轻中度为主，这增加了肝肺综合征在临床中发现的难度。

（5）肝肺综合征患者直立位缺氧的气体交换机制[29]

研究背景和目的：肝肺综合征的一个特征是直立位缺氧，即从仰卧到直立的 PaO_2 降低，其机制尚未被全面阐明。

方法和材料：该研究按随机顺序对 20 例轻、重度肝肺综合征患者[男 14 例，女 6 例；年龄（50±3）岁]在直立和仰卧状态下影响 PaO_2 的肺内（肺通气灌注比不匹配情况）和肺外因素进行了研究。

结果：设定了直立位缺氧的分界值，即 PaO_2 下降＞5%或 4mmHg（受试者工作特征曲线下的面积分别为 0.96 和 0.96）。与仰卧位相比，5 例患者出现直立位缺氧（P＜0.05），肺通气灌注比进一步恶化（P＜0.05）；15 例患者出现肺通气灌注比改善（从 20%±4%增加到 16%±4%，P＜0.05）。两种体位下患者的心输出量均显著降低。直立时肺外因素的变化，如每分钟通气量增加在直立组和仰卧组患者中具有相似的幅度。

结论：肝肺综合征对直立位缺氧气体交换的反应表明，肺血管张力的变化导致不均匀的血流被重新分配到具有明显肺内血管扩张的肺区，这可能是产生该现象的重要机制。

著者点评：该文通过研究不同体位变化中氧合能力的改变，发现肺血管张力的变化导致不均匀的血流被重新分配可能是体位性缺氧的重要机制，这为肝肺综合征的体位性缺氧症状提供了一种解释。

（6）与心肺疾病相关的肝肺综合征[30]

研究背景和目的：报告了 5 例诊断为肝肺综合征的肝硬化患者，这些患者合并有慢性阻塞性或限制性肺疾病。

方法和材料：对 5 例患者的临床表现、X 线片和增强超声心动图表现、肺血流动力学及气体交换情况进行了评估。

结果：超声心动图可发现肺内血管扩张，未发现明显的心内异常。高分辨率 CT 表现与相关呼吸系统疾病的临床诊断（3 例）或组织病理学诊断（2 例）一致。最常见的显著功能性表现为中至重度动脉低氧血症，中至重度肺内分流增加，低碳酸血症伴心输出量增加，肺动脉压和血管阻力降低。

结论：提示肝肺综合征患者存在一种独特的、慢性气体交换障碍。这些肺血流动力学变化及气体交换特征不受慢性心肺疾病状态共存的影响。

著者点评：该研究样本量相对较少，但由于其发表于 1999 年，其发现对当时研究者理解肝肺综合征的病理、影像及功能改变提供了重要依据。

4.3　著者所在研究团队成果汇总

（1）肝肺综合征在接受肝动脉化疗栓塞术治疗的不能切除的肝癌患者中的发生率及其预后影响：一项前瞻性队列研究[31]

背景：探讨肝肺综合征（HPS）在接受肝动脉化疗栓塞术（TACE）治疗的不能切除的肝癌患者中的发生率及其预后影响。

方法：对 2014 年 12 月至 2015 年 12 月接受 TACE 治疗的 54 例不能切除的肝

癌患者进行前瞻性的肝肺综合征筛查，并进行最长 2 年的随访，直到这项前瞻性研究结束。

结果：54 例患者中 19 例（35.2%）确诊为肝肺综合征，其中重度肝肺综合征 1 例（5.3%），中度肝肺综合征 9 例（47.4%），轻度肝肺综合征 9 例（47.4%）。肝肺综合征和非肝肺综合征的患者中位总生存期分别为 10.1 个月和 15.1 个月，差异无统计学意义（P=0.100）。中位无进展生存期在两组患者之间也没有显著差异（5.2 个月 vs. 8.4 个月；P=0.537）。在多因素 COX 回归分析中，DLCO（风险比=1.033，95%CI, 1.003～1.064；P=0.028）和 Child-Pugh 分级（风险比=1.815, 95%CI, 1.011～3.260；P=0.046）是总生存期的独立预后因素。

结论：在接受 TACE 治疗的不能切除的肝癌患者中，轻度或中度肝肺综合征是常见的，但似乎不会对预后有显著影响。

（2）^{99m}Tc-MAA 肺灌注扫描诊断肝肺综合征：一项比较脑分流比和全身分流比的前瞻性研究[32]

背景：肝肺综合征的诊断需要明确肺内血管扩张的存在，主要通过增强超声心动图和 ^{99m}Tc-MAA 肺灌注扫描评估。比较脑分流比和全身分流比对肝肺综合征的诊断价值。

方法：对 69 例慢性肝病和（或）门静脉高压患者进行前瞻性研究。脑分流比和全身分流比分别使用大脑和肺部及全身和肺部的放射性计数的几何平均值来计算。

结果：超声心动图检查发现 32 例（46%）患者存在肺内血管扩张。除血肌酐水平[（0.71±0.18）mg/dl vs.（0.83±0.23）mg/dl；P=0.041]、P(A-a)O_2[（23.2±13.3）mmHg vs.（16.4±14.1）mmHg；P=0.043]和 PaO_2[（81.0±12.1）mmHg vs.（90.1±12.8）mmHg；P=0.004]外，两组患者的人口学特征和临床特征均无显著差异。肺内血管扩张组全身分流比显著高于非肺内血管扩张组（48.0%±6.1% vs. 40.1%±8.1%；P=0.001）。全身分流比的曲线下面积明显高于脑分流比的曲线下面积（0.75 vs. 0.54；P=0.025）。根据 Youden 指数，脑分流比和全身分流比检测肺内血管扩张的最佳界值分别为 5.7%和 42.5%。脑分流比＞5.7%和全身分流比＞42.5% 诊断肺内血管扩张的敏感性、特异性、准确性分别为 23%和 89%、59%和 100%、52%和 74%。

结论：^{99m}Tc-MAA 肺灌注扫描得出的全身分流比诊断肝肺综合征比传统的脑分流比更加准确。

（3）经颈静脉肝内门体分流术对肝肺综合征患者肺气体交换的影响：一项前瞻性研究[33]

目的：探讨经颈静脉肝内门体分流术对肝肺综合征患者肺气体交换的影响。

材料和方法：2014 年 6 月至 2015 年 6 月期间在四川大学华西医院接受选择

性经颈静脉肝内门体分流术治疗的肝硬化或布-加综合征的患者均被纳入该研究。

结果：23 例肝肺综合征患者[年龄（55.0±14.4）岁；11 名男性；MELD 评分（10.2±2.7）分]进入分析。平均门体压力梯度由 TIPS 前的（21.7±8.3）mmHg 降至术后的（10.8±5.1）mmHg。在术前存在呼吸困难的 5 例患者（21.7%）中，4 例（80.0%）报告在术后有所改善，其中 2 例（50.0%）患者在术后 3 个月内维持了这种改善。与术前相比，肝肺综合征患者的 $P(A\text{-}a)O_2$ 在术后 1 个月有统计学差异[（−9.2±8.0）mmHg；$P<0.001$]，但与术后 2~3 天[（−0.9±10.5）mmHg；$P=0.678$]或 3 个月[（−3.4±11.8）mmHg；$P=0.179$]相比无统计学差异。

结论：TIPS 仅能一过性地改善肝肺综合征患者的肺气体交换功能和症状。

（4）布-加综合征继发肝肺综合征患者介入治疗后氧合功能变化研究[34]

目的：探讨布-加综合征合并肝肺综合征患者在经过介入血管成形术或 TIPS 治疗后的疗效。

方法：自 2014 年 6 月至 2015 年 6 月，所有在四川大学华西医院接受介入血管成形术或 TIPS 的布-加综合征患者均符合纳入研究的条件。

结果：11 例肝肺综合征患者和 14 例非肝肺综合征患者被纳入研究。24 例患者的介入治疗均实现了技术上的成功。1 例肝肺综合征患者未能成功完成 TIPS。术后 3 个月内未发现再狭窄或经颈静脉肝内门体分流道功能障碍。对于肝肺综合征患者，术后 2~3 天的 $P(A\text{-}a)O_2$ 与基线水平相当（$P>0.05$），术后 1 个月显著改善（$P<0.05$），3 个月后恢复到基线程度（$P=0.757$）。对于没有肝肺综合征的患者，$P(A\text{-}a)O_2$ 在术后的所有 3 个时间点都与基线相当（$P=0.543$、$P=0.137$ 和 $P=0.565$）。

结论：布-加综合征合并肝肺综合征患者介入治疗后动脉氧合功能可出现一过性改善。

（5）肺血管造影测得的肺通过时间对肝肺综合征的诊断价值研究[35]

背景与目的：肺通过时间（PTT）是指血液从右心系统进入左心系统的所需的转运时间。该研究的目的是评价来自肺血管造影得出的 PTT 在诊断肝肺综合征中的作用。

方法：2014 年 12 月至 2015 年 9 月期间所有在四川大学华西医院接受静脉介入治疗的慢性肝病和（或）门静脉高压患者均符合纳入这项前瞻性研究的条件。所有患者均行肺血管造影，并测定 PTT。

结果：共纳入 53 例患者，其中 20 例患者超声心动图造影结果阳性伴 $P(A\text{-}a)O_2$ 升高，被诊断为肝肺综合征。肝肺综合征患者 PTT 明显短于非肝肺综合征患者（3.34s *vs.* 4.0s；$P<0.001$）。PTT 诊断肝肺综合征的受试者工作特征曲线下面积为 0.83（95%CI，0.70~0.92）。根据 Youden 指数，PTT 诊断肝肺综合征的最佳临界

值为 3.55s。PTT<3.55s 诊断肝肺综合征的敏感性为 70%、特异性为 85%、准确性为 79%。

结论：肺动脉造影所得的 PTT 可准确诊断肝肺综合征，对于心内分流和超声心动图显示不清的患者尤其适用。

（6）肝肺综合征患者肺灌注扫描正常值的准确测量[36]

针对文献[37]一文中存在的一些问题进行了指明和讨论。该论文由于几个研究设计缺陷，使得结论的有效性有一定的问题。首先，由于肝肺综合征与肝脾血吸虫病的关系尚未得到评估，不宜将肝脾血吸虫病患者作为研究组。为获得 ^{99m}Tc-MAA 肺灌注扫描检测肺内血管扩张的正常值，应将患者分为肝肺综合征和非肝肺综合征组或肺内血管扩张和非肺内血管扩张组。此外，超声心动图作为检测肺内血管扩张的一线方法，似乎还没有被用来区分肺内血管扩张患者和正常受试者。其次，以前的研究建议在注射示踪剂后应尽快获得图像，以避免因 MAA 分解并逃逸肺野所导致高估总分流比。然而，文献研究中的图像采集间隔长达 20 分钟。另一项扫描时间类似的研究中也显示出高估的敏感性（96%）。虽然巴西人群可能会影响 MAA 扫描的范围，但图像采集的延迟可能对高分流比有更大的贡献。综上所述，著者认为该文献中的高分流比可能是由于扫描的不适当分组和延迟扫描造成的，而不是巴西人群所致。

（7）经颈静脉肝内门体分流术在肝肺综合征治疗中的作用：一项系统评价[38]

目的：系统评价 TIPS 在肝肺综合征治疗中的作用。

材料和方法：检索 Medline（PubMed），检索时间为 1990 年 1 月至 2015 年 4 月，按照系统综述和荟萃分析指南的首选报告规范进行。搜索范围仅限于英语文献和人类受试者研究。纳入标准包括因任何适应证而接受 TIPS 治疗的肝肺综合征患者。排除标准为年龄<18 岁。

结果：共纳入 10 项研究，12 例肝肺综合征患者。平均随访 9.3 个月（0.75～36 个月）。其中 9 例患者氧合功能得到改善，其中 2 例患者的氧合功能未持续到手术 4 个月后。另外 3 例患者氧合指标无明显变化，其中 1 例患者术后 4 个月后氧合功能进一步恶化。4 例患者随后接受了肝移植。2 例死于多器官衰竭，1 例死于脓毒症。在最后一次随访时其余患者均处于存活状态。

结论：TIPS 在肝肺综合征治疗中显示出良好的前景，未来需要行进一步的前瞻性研究。

（8）^{99m}Tc-MAA 肺灌注扫描在肝肺综合征中的作用[39]

本文与 Sarah Raevens 教授探讨了肝肺综合征 ^{99m}Tc-MAA 肺灌注扫描诊断的准确性和存在的问题。肝肺综合征的诊断应明确患者存在肺内血管扩张。增强超声心动图和 ^{99m}Tc-MAA 肺灌注扫描是目前公认的检测肺内血管扩张的方法。尽管如此，最近 ^{99m}Tc-MAA 肺灌注扫描只是被认为是一种补充工具，主要是因为其被指责诊断准确率较低。然而根据目前的文献，^{99m}Tc-MAA 肺灌注扫描的确切价值还不能确定，著者认为其现有技术参数和算法仍有一定的问题。目前有两种算法被用于在 ^{99m}Tc-MAA 肺灌注扫描中确定分流比，包括全身分流比和脑分流比。全身分流比是基于肺外全身的放射性摄取计算得到的。而脑分流比的计算中假定脑部血流占全身的心输出量的 13%（此比例基于健康人而非肝硬化患者），根据脑部的放射性计数和血流比例反向算出全身分流比。此外，可能对影响诊断准确性的技术（即 MAA 大小、合理注射过程中的身体位置和扫描方案）从未基于统计学数据进行标准化。结合最具影响力的研究数据后，发现 ^{99m}Tc-MAA 肺灌注扫描在重度和极重度肝肺综合征患者中的敏感性接近 100%（42/44），而在轻度和中度肝肺综合征患者中仅为 23.8%（5/21）。综上所述，有必要行进一步的研究以标准化 ^{99m}Tc-MAA 肺灌注扫描，并了解肝肺综合征的严重程度对诊断准确性的影响。

参 考 文 献

[1] Kawut SM, Ellenberg SS, Krowka MJ, et al. Sorafenib in hepatopulmonary syndrome: a randomized, double-blind, placebo-controlled trial. Liver Transpl, 2019, 25（8）: 1155-1164.

[2] Fallon MB, Krowka MJ, Brown RS, et al. Impact of hepatopulmonary syndrome on quality of life and survival in liver transplant candidates. Gastroenterology, 2008, 135（4）: 1168-1175.

[3] Luo B, Abrams GA, Fallon MB. Endothelin-1 in the rat bile duct ligation model of hepatopulmonary syndrome: correlation with pulmonary dysfunction. J Hepatol, 1998, 29（4）: 571-578.

[4] Fallon MB, Abrams GA, Luo B, et al. The role of endothelial nitric oxide synthase in the pathogenesis of a rat model of hepatopulmonary syndrome. Gastroenterology, 1997, 113（2）: 606-614.

[5] Zhang JL, Yang WL, Luo B, et al. The role of CX$_3$CL1/CX$_3$CR1 in pulmonary angiogenesis and intravascular monocyte accumulation in rat experimental hepatopulmonary syndrome. J Hepatol, 2012, 57（4）: 752-758.

[6] Tanikella R, Philips GM, Faulk DK, et al. Pilot study of pentoxifylline in hepatopulmonary syndrome. Liver Transpl, 2008, 14（8）: 1199-1203.

[7] Krowka MJ, Mandell MS, Ramsay M, et al. Hepatopulmonary syndrome and portopulmonary hypertension: a report of the multicenter liver transplant database. Liver Transpl, 2004, 10（2）: 174-182.

[8] Swanson KL, Wiesner RH, Krowka MJ. Natural history of hepatopulmonary syndrome: impact of liver transplantation. Hepatology, 2005, 41（5）: 1122-1129.

[9] DuBrock HM, Forde K, Krok K, et al. Cardiac index and hepatopulmonary syndrome in liver transplantation candidates: the pulmonary vascular complications of liver disease study. Liver

Transpl，2023，29（5）：467-475.

[10] Rodríguez-Roisin R，Krowka MJ. Hepatopulmonary syndrome—a liver-induced lung vascular disorder. N Engl J Med，2008，358（22）：2378-2387.

[11] DuBrock HM，Cartin-Ceba R，Channick RN，et al. Sex differences in portopulmonary hypertension. Chest，2021，159（1）：328-336.

[12] DuBrock HM，Krowka MJ，Forde KA，et al. Clinical impact of intrapulmonary vascular dilatation in candidates for liver transplant. Chest，2018，153（2）：414-426.

[13] DuBrock HM，Krowka MJ，Krok K，et al. Prevalence and impact of restrictive lung disease in liver transplant candidates. Liver Transpl，2020，26（8）：989-999.

[14] Goldberg DS，Krok K，Batra S，et al. Impact of the hepatopulmonary syndrome MELD exception policy on outcomes of patients after liver transplantation：an analysis of the UNOS database. Eur Respir J，2022，60（2）：2102304.

[15] Kawut SM，Krowka MJ，Forde KA，et al. Impact of hepatopulmonary syndrome in liver transplantation candidates and the role of angiogenesis. Eur Respir J，2022，60（2）：2102304.

[16] Baweja S，Kumari A，Negi P，et al. Hepatopulmonary syndrome is associated with low sphingosine-1-phosphate levels and can be ameliorated by the functional agonist fingolimod. J Hepatol，2023，S0168-8278（23）00192-7.

[17] Gupta LB，Kumar A，Jaiswal AK，et al. Pentoxifylline therapy for hepatopulmonary syndrome：a pilot study. Arch Intern Med，2008，168（16）：1820-1823.

[18] Raevens S，Rogiers X，Geerts A，et al. Outcome of liver transplantation for hepatopulmonary syndrome：a Eurotransplant experience. Eur Respir J，2019，53（2）：1801096.

[19] Bommena S，Gerkin RD，Agarwal S，et al. Diagnosis of hepatopulmonary syndrome in a large integrated health system. Clin Gastroenterol Hepatol，2021，19（11）：2370-2378.

[20] Raevens S，Geerts A，Paridaens A，et al. Placental growth factor inhibition targets pulmonary angiogenesis and represents a therapy for hepatopulmonary syndrome in mice. Hepatology，2018，68（2）：634-651.

[21] Abrams GA，Fallon MB. Treatment of hepatopulmonary syndrome with *Allium sativum* L. （garlic）：a pilot trial. J Clin Gastroenterol，1998，27（3）：232-235.

[22] Abrams GA，Nanda NC，Dubovsky EV，et al. Use of macroaggregated albumin lung perfusion scan to diagnose hepatopulmonary syndrome：a new approach. Gastroenterology，1998，114（2）：305-310.

[23] Fallon MB，Abrams GA，McGrath JW，et al. Common bile duct ligation in the rat：a model of intrapulmonary vasodilatation and hepatopulmonary syndrome. Am J Physiol，1997，272（4 Pt 1）：G779-G784.

[24] Abrams GA，Jaffe CC，Hoffer PB，et al. Diagnostic utility of contrast echocardiography and lung perfusion scan in patients with hepatopulmonary syndrome. Gastroenterology，1995，109（4）：1283-1288.

[25] Mendoza N，Rivas E，Rodriguez-Roisin R，et al. Liver epigenome changes in patients with

hepatopulmonary syndrome: a pilot study. PLoS One, 2021, 16（2）: e0245046.

[26] Martínez-Palli G, Gómez FP, Barberà JA, et al. Sustained low diffusing capacity in hepatopulmonary syndrome after liver transplantation. World J Gastroenterol, 2006, 12（36）: 5878-5883.

[27] Gómez FP, Barberà JA, Roca J, et al. Effects of nebulized N（G）-nitro-L-arginine methyl ester in patients with hepatopulmonary syndrome. Hepatology, 2006, 43（5）: 1084-1091.

[28] Martínez GP, Barberà JA, Visa J, et al. Hepatopulmonary syndrome in candidates for liver transplantation. J Hepatol, 2001, 34（5）: 651-657.

[29] Gómez FP, Martínez-Palli G, Barberà JA, et al. Gas exchange mechanism of orthodeoxia in hepatopulmonary syndrome. Hepatology, 2004, 40（3）: 660-666.

[30] Martinez G, Barberà JA, Navasa M, et al. Hepatopulmonary syndrome associated with cardiorespiratory disease. J Hepato, 1999, 30（5）: 882-889.

[31] Zhao H, Tsauo J, Zhang X, et al. Prevalence and prognostic impact of hepatopulmonary syndrome in patients with unresectable hepatocellular carcinoma undergoing transarterial chemoembolization: a prospective cohort study. Chin Med J（Engl）, 2022, 135（17）: 2043-2048.

[32] Zhao H, Tsauo J, Zhang X, et al. Technetium-99m-labeled macroaggregated albumin lung perfusion scan for diagnosis of hepatopulmonary syndrome: a prospective study comparing brain uptake and whole-body uptake. World J Gastroenterol, 2020, 26（10）: 1088-1097.

[33] Tsauo J, Zhao H, Zhang XW, et al. Effect of transjugular intrahepatic portosystemic shunt creation on pulmonary gas exchange in patients with hepatopulmonary syndrome: a prospective study. J Vasc Interv Radiol, 2019, 30（2）: 170-177.

[34] Tsauo J, Zhao H, Zhang X, et al. Changes in arterial oxygenation after portal decompression in Budd-Chiari syndrome patients with hepatopulmonary syndrome. Eur Radiol, 2019, 29（6）: 3273-3280.

[35] Zhao H, Tsauo J, Zhang XW, et al. Pulmonary transit time derived from pulmonary angiography for the diagnosis of hepatopulmonary syndrome. Liver International, 2018, 38（11）: 1974-1981.

[36] Zhao H, Tsauo J, Wang XZ, et al. Accurate measurement of the normality values of macroaggregated albumin lung perfusion scan in hepatopulmonary syndrome. Ann Nucl Med, 2015, 29（8）: 754-755.

[37] de Queirós AS, Brandão SC, Macedo LG, et al. Evaluation of normality and reproducibility parameters of scintigraphy with ^{99m}Tc-MAA in the diagnosis of intrapulmonary vascular dilatations. Ann Nucl Med, 2015, 29（1）: 46-51.

[38] Tsauo J, Weng NN, Ma HY, et al. Role of transjugular intrahepatic portosystemic shunts in the management of hepatopulmonary syndrome: a systemic literature review. J Vasc Interv Radiol, 2015, 26（9）: 1266-1271.

[39] Zhao H, Tsauo J, Ma HY, et al. The role of macroaggregated albumin lung perfusion scan in hepatopulmonary syndrome: are we ready to draw conclusions? Liver International, 2015, 35（7）: 1918-1919.

附 录　缩 略 词 表

缩写	英文	中文
95%CI	95% confidence interval	95%置信区间
99mTc-MAA	technetium-99m-labeled macro-aggregated albumin	99m锝标记大聚合白蛋白
ABG	arterial blood gas	动脉血气分析
ALT	alanine aminotransferase	谷丙转氨酶
ARDS	adult respiratory distress syndrome	急性呼吸窘迫综合征
ASD	atrial septal defect	房间隔缺损
AST	aspartate transaminase	谷草转氨酶
AUC	area under the curve	曲线下面积
BMI	body mass index	体质指数
CBDL	common bile duct ligation	胆总管结扎
CEE	contrast-enhanced transthoracic echocardiography	经胸部增强超声心动图
CT	computed tomography	电子计算机断层扫描
CTEE	contrast-enhanced transesophageal echocardiogram	经食管超声心动图
DLCO	diffusing capacity of the lungs for carbon monoxide	一氧化碳弥散量
e-NOS	endothelial nitric oxide synthase	内皮型一氧化氮合酶
ePTFE	expanded polytetrafluoroethylene	膨体聚四氟乙烯
FEV_1	forced expiratory volume in one second	第 1 秒用力呼气量
HBV	hepatitis B virus	乙型肝炎病毒
HCV	hepatitis C virus	丙型肝炎病毒
HHT	hereditary hemorrhagic telangiectasia	遗传性出血性毛细血管扩张症
HPS	hepatopulmonary syndrome	肝肺综合征
HVPG	hepatic venous pressure gradient	肝静脉压力梯度
i-NOS	inducible nitric oxide synthase	诱导型一氧化氮合酶
INR	international normalized ratio	国际标准化比值
IPVD	intrapulmonary vascular dilatations	肺内血管扩张
MELD	model for end-stage liver disease	终末期肝病模型

缩写	英文	中文
MELD Exception	exceptions of MELD score	MELD 例外
MRI	magnetic resonance imaging	磁共振成像
MRE	magnetic resonance elastography	磁共振弹性成像
NAC	N-acetylcysteine	N-乙酰半胱氨酸
NASH	non-alcoholic steatohepatitis	非酒精性脂肪性肝炎
non-HPS	patients without hepatopulmonary syndrome	非肝肺综合征患者
NOS	endothelial nitric oxide synthase	一氧化氮合酶
NPV	negative predictive value	阴性预测值
OR	odds ratio	比值比
$PaCO_2$	partial pressure of carbon dioxide	动脉血二氧化碳分压
$P(A-a)O_2$	alveolar-arterial oxygen gradient	肺泡-动脉氧分压差
PAH	pulmonary arterial hypertension	肺动脉高压
PaO_2	partial pressure of oxygen	动脉血氧分压
POPH	portopulmonary hypertension	门脉性肺动脉高压
PPV	positive predictive value	阳性预测值
PTT	pulmonary transit time	肺通过时间
PTX	pentoxifylline	己酮可可碱
ROI	region of interest	感兴趣区
SaO_2	arterial oxygen saturation	动脉血氧饱和度
Sen	sensitivity	敏感性
SWE	shear wave elastography	超声弹性成像
Spe	specificity	特异性
TNF-α	tumor necrosis factor alpha	肿瘤坏死因子 α
TIPS	transjugular intrahepatic portosystemic shunt	经颈静脉门体分流术
VEGF-A	vascular endothelial growth factor A	血管内皮生长因子 A

编 后 记

　　"博士后文库"是汇集自然科学领域博士后研究人员优秀学术成果的系列丛书。"博士后文库"致力于打造专属于博士后学术创新的旗舰品牌，营造博士后百花齐放的学术氛围，提升博士后优秀成果的学术影响力和社会影响力。

　　"博士后文库"出版资助工作开展以来，得到了全国博士后管委会办公室、中国博士后科学基金会、中国科学院、科学出版社等有关单位领导的大力支持，众多热心博士后事业的专家学者给予积极的建议，工作人员做了大量艰苦细致的工作。在此，我们一并表示感谢！

"博士后文库"编委会